Vleermuis soep

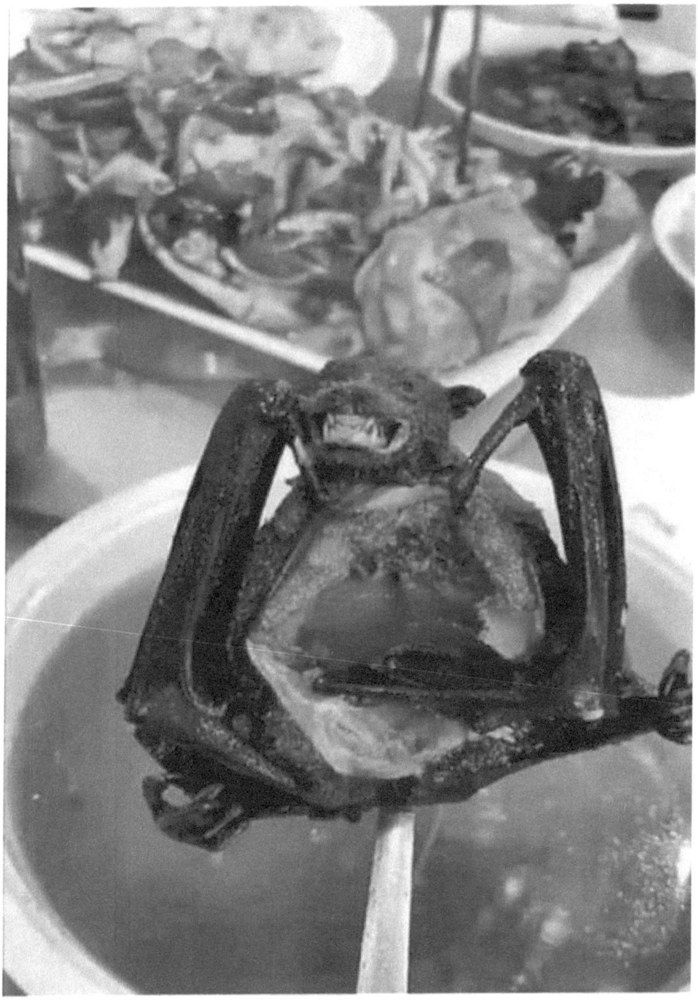

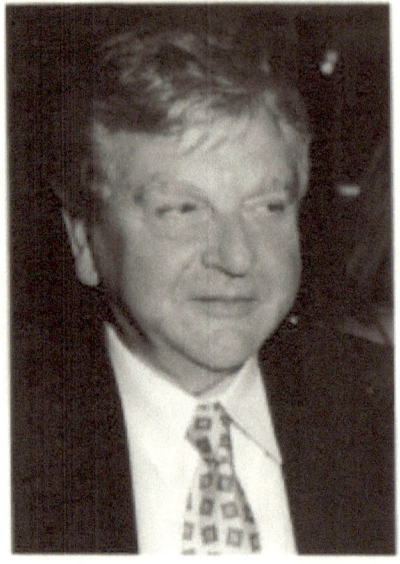

2020, Jaar van de vliegende Rat

Paperback 154 bladzijden

E-boek met uitgebreide referenties en foto's

www.youtube.com[1] Peter Holst MD
www.preventingcancer.info[2]

Inhoud

---

1. http://www.youtube.com

2. http://www.preventingcancer.info

Inleiding

Sinds augustus 2018 waren er uitbraken van Afrikaanse varkenspest in verschillende provincies van China. Eind 2018 bedroeg het totale aantal geruimde dieren 650.000. De varkenskudde van China, verreweg de grootste ter wereld, werd toen geschat op 360 miljoen dieren. Het aantal varkens was tegen het einde van 2019 de helft van een jaar eerder, doordat een epidemie van Afrikaanse varkenspest zich bij de grootste varkensvleesproducent ter wereld verspreidde. Ongeveer 200 miljoen varkens zijn geruimd of gestorven als gevolg van de ziekte, terwijl de varkensvleesproductie met 30% daalde. De productie kan meer dan 5 jaar nodig hebben om te herstellen naar eerdere niveaus vóór de dodelijke uitbraken, door een gebrek aan oplossingen om de ziekte te voorkomen en door gebrek aan kapitaal om nieuwe bestanden te vormen.

Eind 2019 was er een eerste uitbraak van het coronavirus in Wuhan, dat sindsdien de bron van dit virus is. Na de SARS-epidemie van 2013, die zich vanuit Hong Kong verspreidde, waarschuwden Chinese virologen eerder dat door vleermuizen veroorzaakte coronavirussen opnieuw zouden verschijnen om de volgende uitbraak van de ziekte te veroorzaken. China is een hot spot. Vleermuizen zijn goed voor een kwart van alle zoogdieren, knaagdieren voor 50 procent, en wij bevinden ons mensen bij de resterende 25% van de zoogdieren. Vleermuizen leven op elk continent, in de nabijheid van mensen en boerderijen. Dieren worden zo snel mogelijk vet gemest om de voedselproductie te maximaliseren. Het vermogen van de vleermuizen om te vliegen verschaft ze een breed leefgebied, wat helpt bij het verspreiden van virussen. Hun uitwerpselen kunnen ziekten verspreiden. Vleermuizen herbergen een groter aandeel van de zoönoses dan alle andere zoogdieren.

Vleermuizen en knaagdieren verspreiden ziekten. Waar ratten en muizen voorheen ziekten overbrachten zijn nu de vliegende ratten (vleermuizen) de veroorzaker van deze corona viruspandemie, afkomstig van wildlife op levende markten.

- **Op 24 Februari 2020 is door het Chinese Nationale Volkscongres besloten dat de illegale consumptie van en handel in wilde dieren "zwaar gestraft" zal worden, evenals de jacht, de handel of het vervoer van wilde dieren met het oog op consumptie.**

- Het stoppen van de verkoop van dieren in het wild op markten is van essentieel belang om toekomstige uitbraken van ziekten die overgaan van dieren op mensen te beperken.

Voorgeschiedenis van de mens op aarde

We hebben geleerd dat het paradijs zich tussen de Euphraat en Tigris bevond. De eerste levensvormen zijn ontstaan in de regio van de Grote Stille Oceaan.

- 400 miljoen jaar geleden werd Pan Gaia omringd door Pan Ocean.
- Als eerste zijn hogere levensvormen geëvolueerd in Afrika en vandaar naar het Oosten en Noorden verspreid.
- Grote apen en grote zoogdieren bestonden in de prehistorie niet in Zuid-Amerika en Australië.
- Als laatste is het Australisch continent uit het Zuidland van de Stille Oceaan voortgekomen.

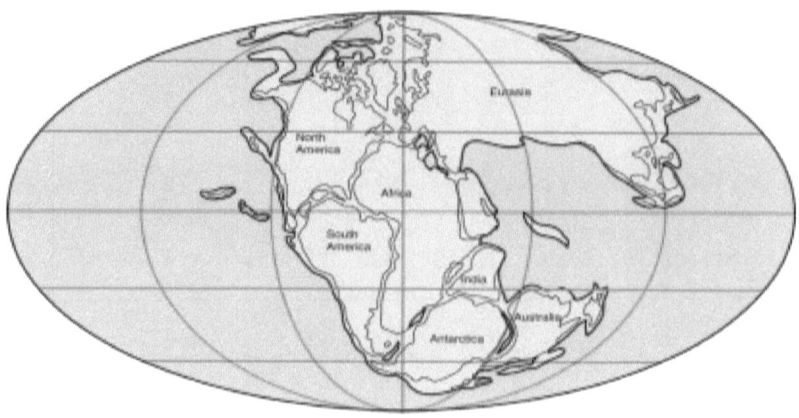

De eerste levensvormen zijn gevonden in de regio van de Grote Stille Oceaan. 400 miljoen jaar geleden wordt Pan Gaia omgeven door Pan Ocean. De aarde was een enorme pannenkoek. Het leven op aarde heeft zich oostwaarts ontwikkeld onder invloed van de zwaartekracht, rotatie van de aarde en zonsopgang.

Uit Pan Ocean, de oersoep, zijn meercellige organismen, vissen, zee-leguanen en amfibieën ontstaan. Dinosaurussen, vogels, zoogdieren en apen evolueerden op het land van Pan Gaia.

- Mensapen, homo erectus en homo sapiens zijn ontstaan in Midden- Afrika en Azië.
- Er zijn geen mensapen gevonden op de Galapagos-eilanden, het Paaseiland, Tahiti en andere centraal-Polynesische vulkanische eilanden.
- Noord- en Zuid-Amerika werden niet veel eerder dan 15.000 jaar geleden uit Azië gekoloniseerd.

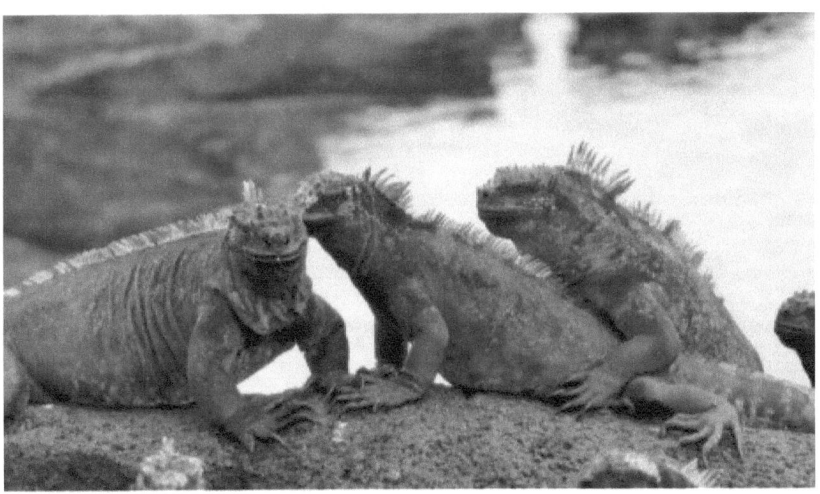

Zee-leguanen op de Galapagos-eilanden

Galapagos-eilanden

Alle eerste levensvormen leven op deze eilanden in perfecte harmonie naast elkaar. De slachting van schildpadden door zeerovers en piraten is een bedreiging geweest voor het voortbestaan van dit paradijs op aarde.

Zeeleeuwen zijn de enige zoogdieren op deze eilanden. De veeteelt werd later geïntroduceerd op de Galapagos-eilanden en dreigde dit paradijs ernstig te verstoren. 50.000 geiten moesten worden gedood en alle ezels en huisdieren moeten buiten het bereik van dit vroege oorspronkelijke leven worden gehouden.

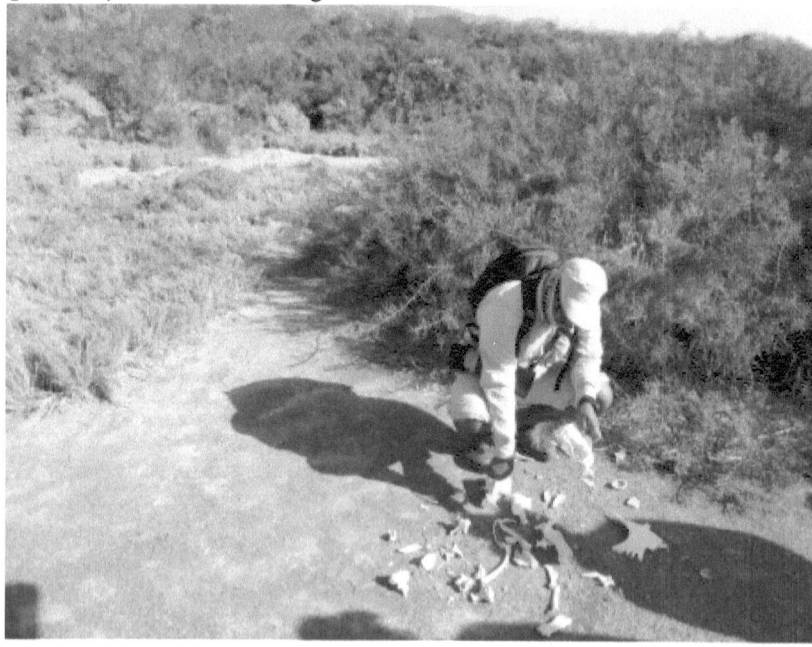

Meer dan twintig procent van de planten- en diersoorten komt nergens anders ter wereld voor. Galapagos-eilanden zijn de enige plaats op het noordelijk halfrond waar pinguïns leven.

Beperkte vishandel is toegestaan. Zie foto van een viswinkel in Baltra, en hoe vredig zaken hier gaan.

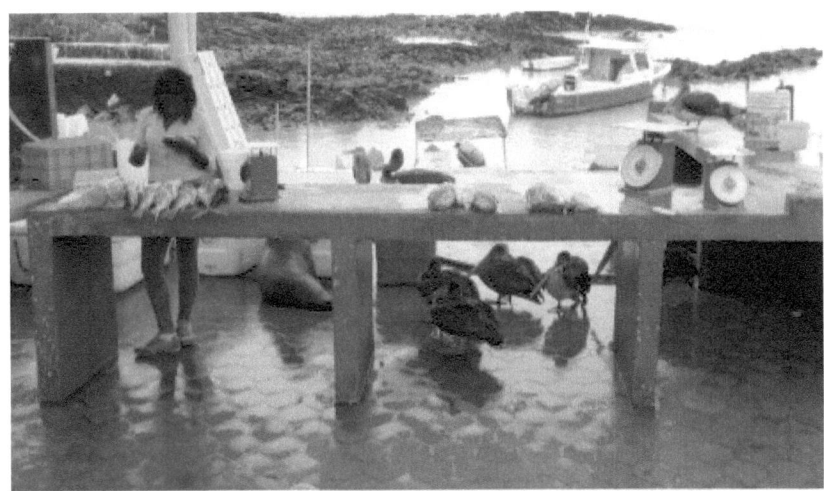

De landbouw op Galapagos, een van 's werelds meest beschermde gebieden, is nauw gereguleerd. Geen zware machines, kunstmest en pesticiden zijn toegestaan. Er bestaat een eerlijke handel in biologische groenten en fruit. De afgelopen jaren zijn kippenboerderijen geïntroduceerd. Er zijn nu meer dan dertig intensieve kippenboerderijen op Galapagos, die elk tot 4.000 vogels grootbrengen voor vlees. Elk van deze boerderijen kweekt een grotere populatie individuele kippen dan de hele populatie van Galapagos-pinguïns. In vergelijking met de tienduizenden consumptiedieren in de kippen- en varkenshouderijen van West-Europa, die ook worden gevoed met vismeel en sojameel, is deze kippenfokkerij zeer kleinschalig. Kippen in grote aantallen in beperkte omstandigheden zijn gevoeliger voor aandoeningen zoals het Newcastle disease virus. Deze virussen vormen een risico voor de resterende pinguïns die weinig immuniteit hebben voor nieuwe ziekten.

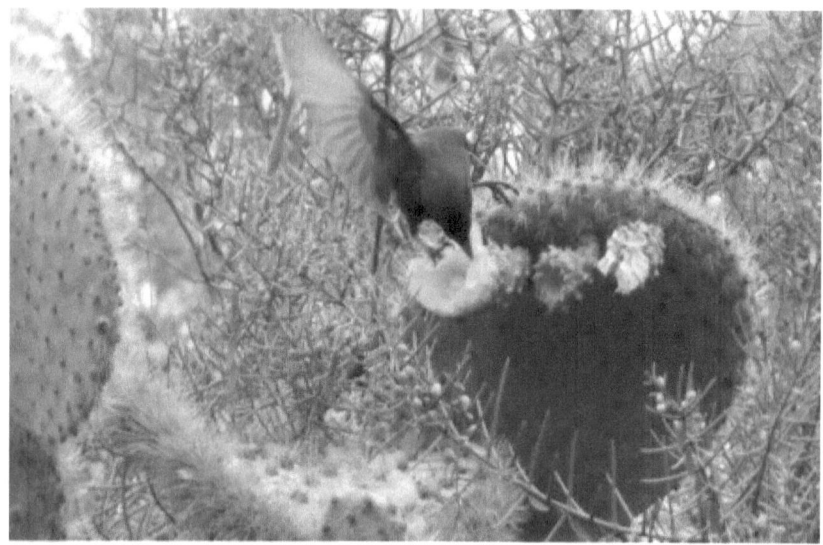

Darwin vroeg zich na zijn vergelijkende studies op de Galapagos-eilanden - The Origin of Species - af wat zijn bevindingen betekenden voor de verdere evolutie van het leven op aarde.

Charles Darwin liet zien dat de vinken op geïsoleerde Galapagos-eilanden zich ontwikkelden onder invloed van hun omgeving.

Darwin toonde aan dat omgevingsfactoren zich vertalen in lichamelijke en erfelijke kenmerken.

Na zijn omzwervingen in de Maleisische archipel beschreef Alfred Russel Wallace de fundamentele verschillen tussen het Aziatische deel (Borneo, Java en Sumatra), gescheiden door de Straat van Makassar, en het Australische deel (Nieuw-Guinea en Australië). Het Aziatische continent met zijn grote mensapen, grenst hier aan het Australische continent dat afkomstig was van stukken land in het Zuidland van de Stille Oceaan. Er zijn geen mensapen gevonden op het Australische continent. Buideldieren (kangoeroe en koala) zijn de meest ontwikkelde levensvormen.

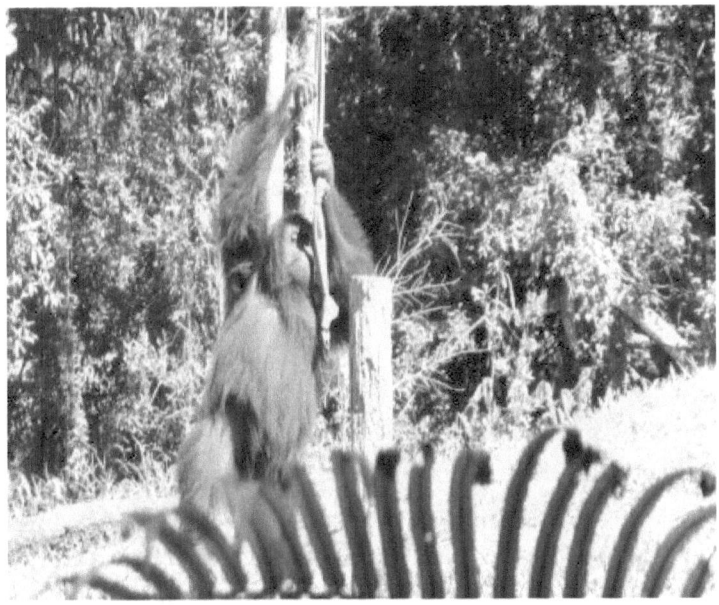

(Alfred Russel Wallace. De Maleisische archipel, land van de orang-oetan)

Van de tak op de hak. De orang-oetan heeft geen staart en loopt op twee benen. Mensapen zijn rechtop gaan lopen, op twee benen. Staand is het gemakkelijker om naar prooien of vijanden uit te zien, en armen die niet nodig zijn voor voortbeweging blijven vrij voor andere doeleinden, zoals het gooien van stenen of het geven van signalen.

Ongeveer een miljoen jaar geleden bereikten chimpansees de warmere gebieden van Azië en Europa. Vanuit Afrika naar het Midden-Oosten bereikten de mensachtigen 60.000 jaar geleden Azië (Homo luzonensis en floresiensis) en 45.000 jaar geleden West-Europa (Homo neanderthalis).

Mensen, chimpansees en gorilla's deelden een gemeenschappelijke voorouder tot 5 miljoen jaar geleden. Homo sapiens heeft een grotere handvaardigheid ontwikkeld in de bomen van het tropisch woud van Afrika. Al het leven op aarde wordt bepaald door dubbelstrengs DNA of enkelstrengs RNA-eiwitten. Wij delen 85% van ons DNA met chimpansees.

- Watson en Crick hebben de structuur van het DNA aangetoond met een dubbel gepaard wenteltrapmodel. Aanpassingen en kenmerken van de voorouders zijn vastgelegd in de traptreden.

In het midden van de twintigste eeuw voltrok zich de seksuele revolutie met de uitvinding van de anticonceptiepil.
De mens is de enige mensachtige die de duim tegen de andere vingers kan plaatsen en een precisiegreep met zijn handen kan maken. Hoe meer die handen konden doen, hoe succesvoller hun eigenaren waren, dus de evolutionaire druk leidde tot een toenemende concentratie van zenuwen en uiterst precieze spieren in de duim en vingers. Het brein groeide hierin mee. Hierdoor kunnen mensen bijzonder complexe taken met hun handen uitvoeren. Alleen de modern mens kreeg zijn voortplantingsorganen onder controle en had voldoende hersencapaciteit om zichzelf te bevrijden van de instinctmatige voortplantingsdrang. In 1961 voltrok zich de seksuele revolutie met de vervolmaking van de anticonceptiepil.

Consumptiedieren zijn slecht af met deze nieuwe kennis.

Kunstmatige inseminatietechnieken zijn ook het resultaat van dit nieuwe inzicht. De toename van vleesproducten en zuivelproductie in het Westen kon alleen worden bereikt met kunstmatige inseminatie van zoogdieren en de opgesloten dieren eenzijdig vet te mesten met sojameel, maïs en vismeel.

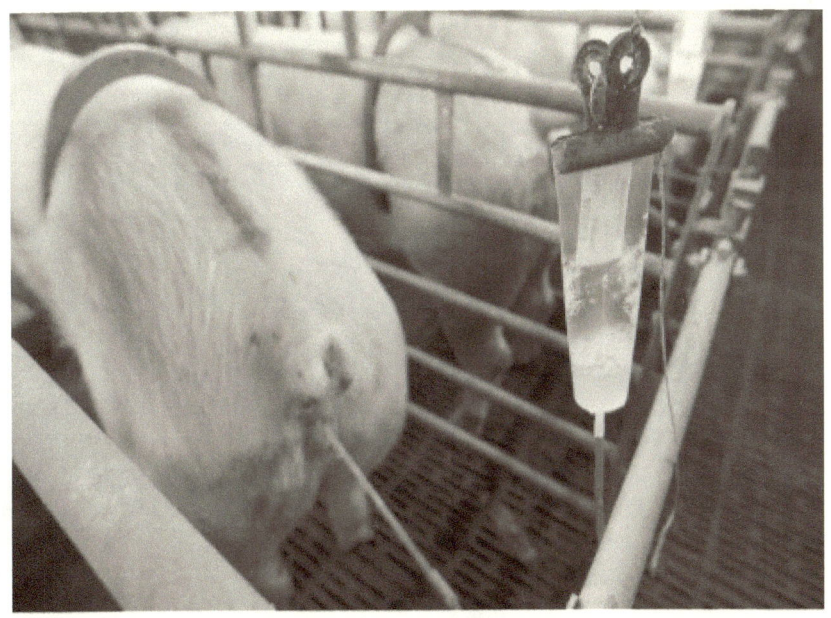

Kunstmatige inseminatie bij varkens in de intensieve veehouderij

Het ongebreideld fokken van dieren, door kunstmatige inseminatie van vee en met broedmachines voor pluimvee, heeft een verwoestend effect op onze gezondheid, natuur en het klimaat. Fastfood, onnatuurlijk eten en vleesconsumptie leiden tot obesitas, vitaminetekorten, chronische ziekten en voortijdige sterfte. Kanker is nu de belangrijkste oorzaak van voortijdige sterfte.

De huidige fase van de evolutie

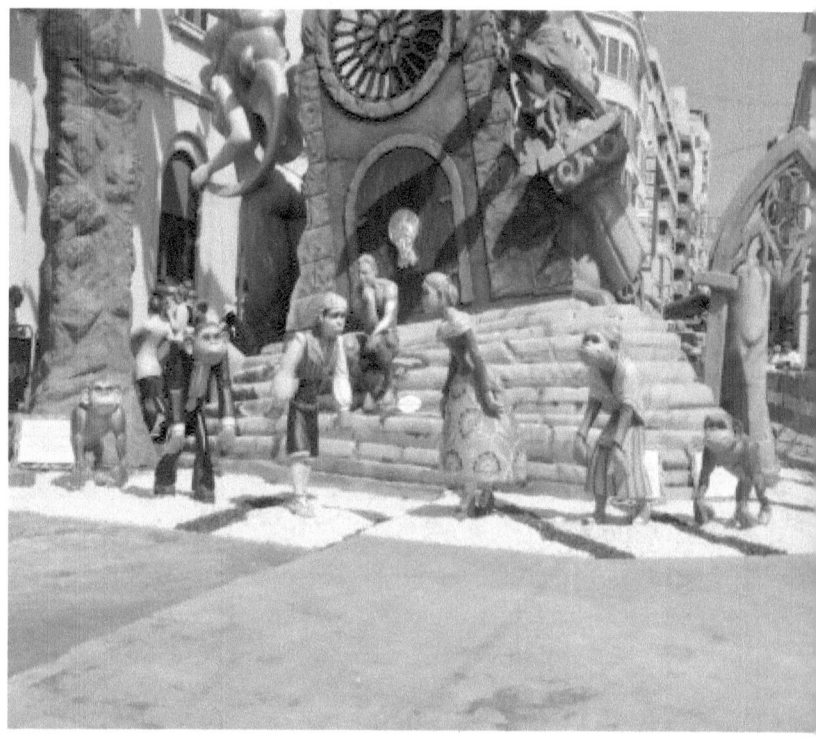

De mens is het slimste zoogdier, doordat hij controle kreeg over de voortplanting. Stok oud worden is nog wel steeds het hoogst haalbare

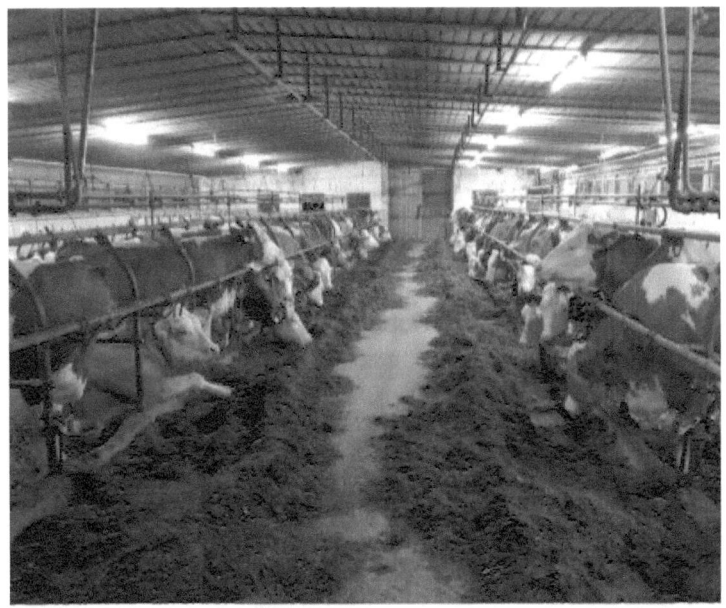

De keerzijde van de controle over de voortplanting is kunstmatige inseminatie bij de intensieve veehouderij. De koe moet zoveel mogelijk kalveren baren voor melk, kaas en vlees. Kalveren worden gescheiden en opgevoed tot melkkoeien, stiertjes gaan naar de vleesindustrie.

Seksualiteit bij zoogdieren

De meeste zoogdieren hebben een staart, vier poten en hun penis hangt aan de onderbuik. Mensapen hebben geen staart.

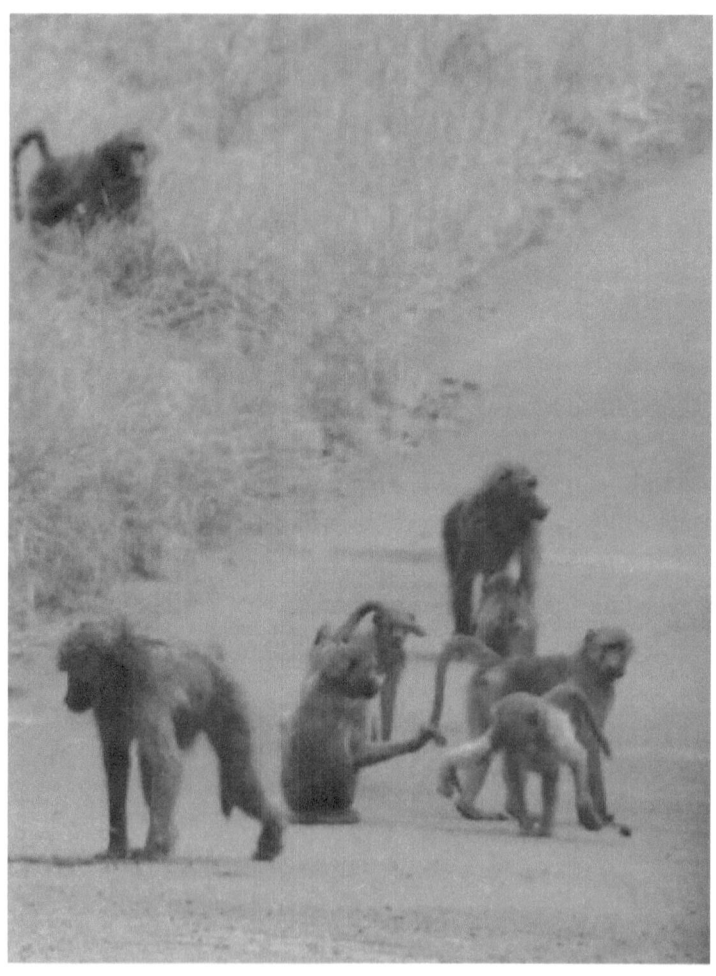

Ontvankelijke vrouwtjes aap

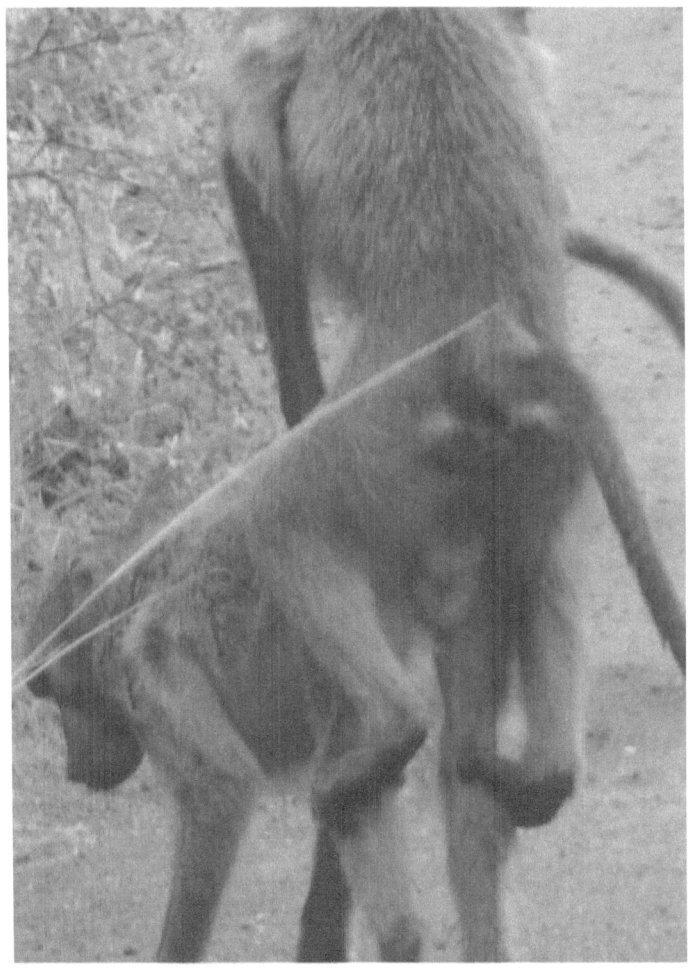

Vrouwtjes bavianen en vrouwtjes apen adverteren de tijd wanneer ze ovuleren. Hun geslachtsdelen worden helderrood en zij zijn pas op dat moment ontvankelijk. Ze tonen hun gezwollen rode uitwendige geslachtsorgaan en zijn ontvankelijk om in het openbaar seks hebben met elke passerende mannetjes aap.

Bij de vroegste diersoorten veroorzaakten de hormonen die vrijkwamen tijdens het orgasme de ovulatie. Zoogdieren lijken de eerste te zijn waarbij de ovulatie is geëvolueerd. Met 75 miljoen jaar is spontane ovulatie (en dus de menstruatiecyclus) een recente ontwikkeling in de evolutie van het leven op aarde.

Hoewel bij vrouwen ongeveer een keer per maand een ei wordt vrijgegeven, wordt bij sommige dieren (zoals konijnen) de eisprong veroorzaakt door seks. Volgens Pavlicev en haar team zijn hormonen en hersenbanen die betrokken zijn bij een dergelijke reflexovulatie ook betrokken bij het veroorzaken van een aangename climax.

In 2016 analyseerde het team 41 soorten zoogdieren. Vijftien van deze soorten, waaronder katten, koala's en kamelen, hebben reflexovulatie. De manier waarop deze soorten verwant zijn, geeft aan dat dit systeem waarschijnlijk al aanwezig was bij de allereerste voorouders van zoogdieren. Evolutie van spontane ovulatie bij zoogdieren is gelijk opgegaan met toenemende afstand van de clitoris tot het copulatiekanaal. Met de evolutie van de menstruatiecyclus werd het orgasme zo bevrijd om een eigen rol te krijgen.

Pavlicev M, Wagner G. The Evolutionary Origin of Female Orgasm.
J Exp Zool B Mol Dev Evol. 2016

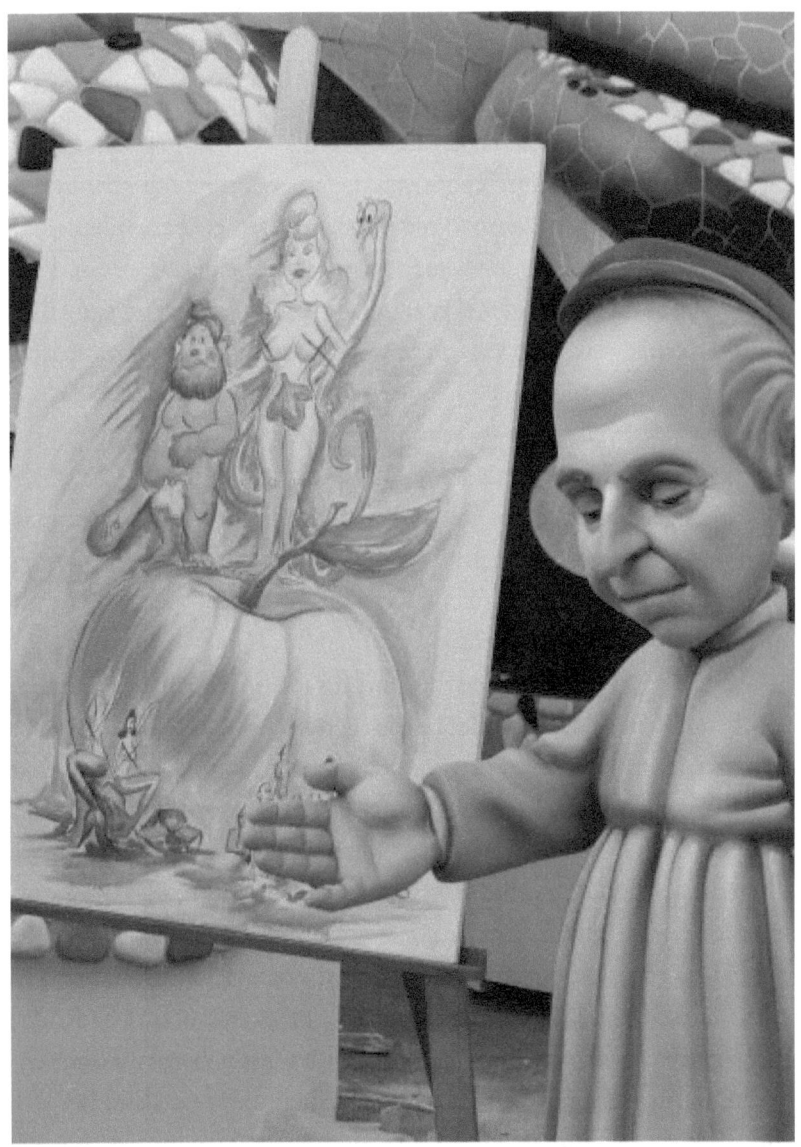

Omdat Adam en Eva de verboden vrucht in de Hof van Eden hadden gegeten, is de mens zijn oorspronkelijke perfectie en eeuwig leven verloren

Anticonceptie en religies

De mens is verbannen uit het paradijs en is gedoemd zich te vermenigvuldigen tot in lengte van dagen en kinderen te baren. Latere generaties hebben deze onvolmaaktheid geërfd en bevonden zich dus vanaf de geboorte in een staat van zondigheid. Daardoor konden mensen nooit naar de hemel gaan, maar vanwege de dood van Christus aan het kruis werd deze erfzonde weggenomen en konden mensen die zich lieten dopen uitkijken naar een prachtig hiernamaals. (*Natuurlijk kunnen mensen het achteraf gewoon verpesten*)

Seksualiteit en religie

Heilige erotiek. Vóór het begin van het Romeinse tijdperk, in de zevende eeuw voor Christus, waren er speciale tempelpriesteressen wiens taak het was om de "Eeuwige vlam" (symbool van het licht van de maan) brandend te houden.

Deze vrouwen stonden bekend als de maagden, niet omdat ze celibatair waren, maar omdat ze niet gebonden waren aan een bepaalde man. Maagd in de oorspronkelijke betekenis betekent daarom onafhankelijke vrouw en heeft niets met voorzichtigheid te maken. De erotische rituelen waaraan deze maagden deelnamen, waren opgedragen aan de aanbidding van de moedergodin. Het symbool van de moedergodin was de maan.

Deze vrouwen bezaten een sterk ontwikkelde erotische energie die ze in hun beroep konden weerspiegelen. Het verschil met hedendaagse prostituees is dat deze vrouwen vrijelijk voor dit beroep kozen en dat ze de status van priesteres hadden. Wat hen dreef was hun liefde voor hun beroep en hun religieuze overtuigingen. Het motief om niet te bezwijken aan manipulatie, dwang of motieven die iets met geld te maken hadden.

De rituele erotiek kan leiden tot de geboorte van kinderen. Zo'n kind werd gezien als goddelijk en niet als illegaal. Dat de vader niet bekend was in de toenmalige matriarchale cultuur, was geen probleem.

In de matriarchie loopt alles door de vrouwelijke lijn. In een patriarchale cultuur is het belangrijk wie de vader van een kind is. Toen de patriarchale Romeinen de macht in Italië overnamen, kregen de rituelen van deze maagden een andere inhoud. Ze waren nu bewakers van de eeuwige vlam. De erotische rituelen werden echter verboden. Bovendien zagen de patriarchale Romeinen de eeuwige vlam vooral als een symbool van de haard en niet als een symbool van erotische energie. Seks was verboden. De maagden werden nu Amata (geliefden) genoemd, later Vestaalse maagden.

Deze werden metaforisch beschouwd als 'getrouwd' met de geest van Rome. Beroemde vestaalse maagden uit de Romeinse mythologie waren Acca Larentia, Lupa en Rhea Silvia. Op dezelfde manier werden latere celibataire nonnen beschouwd als bruiden van Christus. Het eeuwige vuur werd geblust in de vierde eeuw door de opkomende christenen, die te maken kregen met een steeds gewelddadiger wending tegen andere religies, en vooral tegen een actieve rol van vrouwen in het religieuze leven.

Heidendom en religies met veel goden worden gekenmerkt door erotische en vruchtbaarheidsrituelen. Polygamie komt veel voor. Monotheïstische godsdiensten hebben strikte regels voor seksualiteit en huwelijk. Monogamie is de regel.

De Christelijke kerk

De vroege christelijke kijk op seksualiteit geeft de indruk puur en kuis te zijn. Toch was de christelijke boodschap voor velen in de klassieke cultuur erg aantrekkelijk. De vroege christelijke kerk moet worden begrepen tegen de achtergrond van de oude cultuur. In de eerste plaats was de klassieke cultuur sterk gelaagd. Er was een groot verschil tussen vrij en slaaf. Het leven van een slaaf was geen prettig leven. In die wereld brengt Paulus de boodschap: Want velen van u die in Christus zijn gedoopt, hebben het geloof in Christus aanvaard. Er is geen Jood of Griek, er is geen band noch vrij, er is geen man of vrouw: want jullie zijn allemaal één in Jezus Christus'. Iedereen is gelijk voor God. En in de kerk zijn geen rangen of klassen van toepassing. In die kerk is iedereen een broer of zus van een ander. Een zeer opmerkelijke gedachte in de klassieke wereld. Daarnaast worden krachtig alle vormen van seksueel misbruik en seksueel geweld afgewezen. Seksualiteit moet volledig op vrijwillige basis plaatsvinden en beperkt blijven tot de relatie tussen man en vrouw binnen hun huwelijk. Verschillende andere vormen van seksualiteit en geweld worden afgewezen. Paulus dringt sterk aan op tot het monogame huwelijk. Temidden van alle vernedering en seksueel geweld was dit een nieuw en origineel geluid. Velen in de klassieke wereld warden gewonnen voor deze boodschap. De hoge morele normen waar de vroege christenen voor stonden, waren een krachtige propaganda voor de christelijke boodschap. In de vijfde eeuw, ook bij Augustinus, zien we een radicalisering van de christelijke boodschap plaatsvinden. Augustinus, die oorspronkelijk in concubinaat leefde, wilde na zijn bekering tot het christendom een puur en kuis leven. Hij dacht dat het beter was om geen geslachtsgemeenschap te hebben. De visie van Augustinus heeft een sterke platonische impact.

Het visioen van Augustinus latere celibaat vormde het celibaat voor de geestelijkheid. Dit celibaat is nog steeds van kracht in de rooms-katholieke kerk. De Reformatie heeft het celibaat verworpen voor de geestelijken. Maarten Luther en Johannes Calvijn waren getrouwd. Alles bij elkaar was het de vroege christelijke visie op basis van de tien geboden, dat penetrerende seksualiteit alleen op vrijwillige basis en in het huwelijk tussen man en vrouw mocht plaats vinden. Het was in het klassieke woord een zeer opmerkelijke boodschap. Dit idee werd echter door christenen met verve toegepast. Celibaat was het voorbeeld. Seksuele onthouding vóór het huwelijk en voor geestelijken, als een eeuwigdurende verplichting, waren het logische gevolg. Als beloning het eeuwige leven.

De anticonceptiepil sinds 1961

Om een eind te maken aan de misstanden in de Kempen die dokter Ferdinand Peeters in zijn dagelijkse praktijk tegenkwam, ging hij op zoek naar een middel waarmee de vrouw in het belang van het leven haar eigen vruchtbaarheid kon regelen. De anticonceptiepil die Enovid in 1957 door de Amerikaanse bioloog Gregory Pincus op de markt bracht, had nog steeds te veel bijwerkingen en werd alleen toegelaten als remedie voor pijnlijke menstruatie. In 1959 startte Dr. Peeters een reeks klinische tests met een hormoonpreparaat aangeboden door het Duitse bedrijf Schering AG vanuit zijn laboratorium in het Sint-Elizabeth-ziekenhuis in Turnhout. Gedurende zes maanden testten Dr. Peeters en zijn assistenten Reimond Oeyen en Marcel Van Roy dit hormoonpreparaat van Schering bij vijftig Kempen-vrouwen voor wie nog meer kinderen een groot gezondheidsrisico vormden. Na talloze experimenten om de juiste (meer dan de helft lagere) dosis van de twee hormonen (progestageen en oestrogeen) te vinden, legde Peeters in 1960 de bevindingen voor aan Schering in Berlijn. De resultaten waren verbluffend. Geen van de vrouwen werd zwanger en er waren nauwelijks bijwerkingen. Nadat de bereiding van Peeters (SH 639) ook in de Verenigde Staten, Japan en het Verenigd Koninkrijk veilig en efficiënt bleek te zijn, brengt Schering de Anovlar-pil in januari 1961 op de markt. Pincus erkende stilzwijgend de superioriteit van de pil van Peeters door de dosis te halveren van Enovid in juli 1961.

Uiteindelijk was het Pincus die de eer op zich nam en (ten onrechte) de hele wereld over ging als de uitvinder van de anticonceptiepil. Uit angst om door de kerk zwart te worden gemaakt, gaf de zeer katholieke Peeters niet veel publiciteit aan zijn uitvinding. Bovendien wekte het baanbrekende onderzoek van een 'plattelandsarts' ook veel minachting op bij jaloerse professoren van de KUL, waar Peeters ook actief was.

- Eeuwenlang is schapendarm en sinds 1844 Goodyear-rubber als voorbehoedsmiddel gebruikt.
- De pil, IVF en kunstmatige inseminatie brachten de doorbraak in het midden van de twintigste eeuw.
- Het Duitse bedrijf Schering AG bracht de Anovlar-pil in januari 1961 op de markt.
- De pil bleek een bijzonder krachtige emancipatiemiddel te zijn, zowel in Amerika als in Europa. De pil heeft de machtsverhoudingen tussen mannen en vrouwen radicaal veranderd - en daarmee de hele samenleving.
- Door bevolkingscontrole nam de bevolkingsgroei af, terwijl de toegenomen welvaart de afhankelijkheid van ouderen verminderde.

Het Vaticaan

In 1963 voorgesteld als een middel om "de vruchtbaarheidscyclus van de vrouw te reguleren waardoor periodieke onthouding veel efficiënter kon worden toegepast", verdedigde Peeters zijn uitvinding tijdens een audiëntie bij de toenmalige paus Johannes XXIII. In 1964 hield Peeters een opmerkelijke lezing met hetzelfde argument op het eerste congres van katholieke artsen in Malta. Tijdens het Tweede Vaticaans Concilie (1962-1965) waren katholieken nog vrij en open over anticonceptie. De interventie van Peeters was niet tegen dovemansoren gericht en in 1965 bereikten de kerkvaders een consensus met Gaudium et Spes. Daarin schreven de kerkvaders dat het bereiken van 'een genereuze maar verantwoordelijke vruchtbaarheid' een zaak is tussen de echtgenoten en God. Dit compromis werd door sommigen geïnterpreteerd als de stilzwijgende tolerantie van de pil.

Het leek allemaal zo goed te beginnen met het Tweede Vaticaans Concilie (1962-1965). De kerk opende de ramen voor de wereld en een frisse wind blies door de rooms-katholieke kerk. Er was meer aandacht voor persoonlijk geloof, het lezen van de Bijbel en actieve deelname aan aanbidding. In 1968 werd deze achterpoort echter weer gesloten. Paus Paulus VI publiceerde toen zijn encycliek "Humanae vitae", waarin alleen in het (door de kerk gezegende) huwelijk ruimte is voor seksuele vereniging en voortplanting. Met deze constructie opgelegd door het Concilie van 1968 was er opnieuw een verbod op anticonceptie, zelfs binnen het huwelijk. De emancipatie en de veranderde rol van vrouwen door onderwijs en arbeidsparticipatie zullen velen van de kerk hebben vervreemd.

- Aanvankelijk was een recept van een arts vereist om de anticonceptiepil te gaan gebruiken.

- In de 21ste eeuw is de anticonceptiepil gratis verkrijgbaar bij de drogist.
- Zelfs de morning-afterpil kan worden gekocht bij de drogist en kan online worden besteld.

Tijdens een vlucht van de Filippijnen terug naar Rome in 2015 zei paus Franciscus dat katholieken zich niet verplicht moeten voelen om zich onbeperkt te vermenigvuldigen: "Sommige mensen geloven - excuseer de zin - dat ze om goede katholieken te zijn, zich als konijnen moeten voortplanten." Dit heeft hij gezegd over het verbod op pil of condoom in de katholieke kerk. Francis sprak vrijuit. Maar het zou echt revolutionair zijn geweest als hij het verouderde verbod op anticonceptie tijdens het huwelijk had verbroken.

Hindoeïsme en Boeddhisme

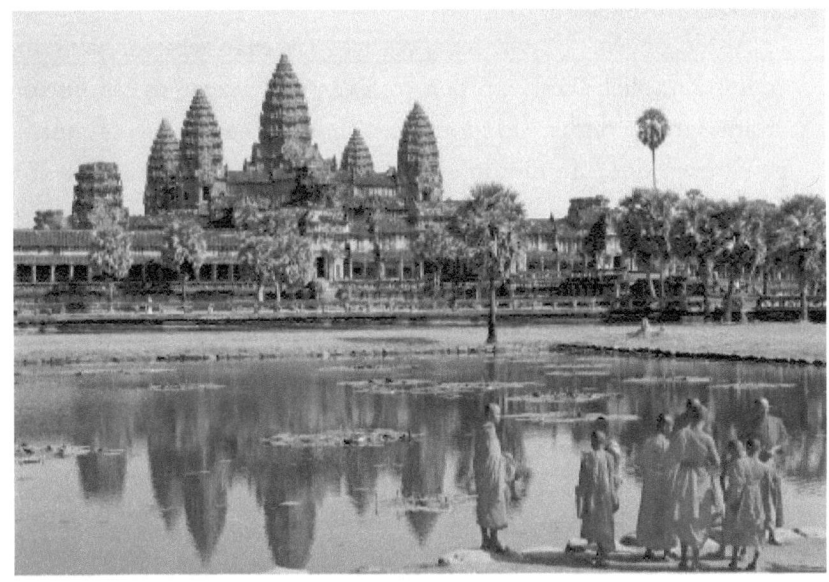

Angkor Wat in Cambodja is het grootste religieuze gebouw ter wereld, met een oppervlakte van 1,6 km2. Deze tempelstad werd ontworpen en gebouwd in het begin van de 12e eeuw. Tegen het einde van de 12e eeuw werd Angkor Wat getransformeerd van een hindoetempel naar een boeddhistische tempel en is dat tot op de dag van vandaag gebleven. Meer dan 100 religieuze gebouwen zijn verspreid over een oppervlakte van 400 km2. De mysterieuze tempels van Angkor zijn de overblijfselen van een verdwenen beschaving.

Boeddha heeft erotisch contact tussen monniken en nonnen verboden. Ze moeten streven naar bevrijding van het lijden van het bestaan. Een hindoe- asceet en de boeddhistische monnik en non worden zeer gewaardeerd in Aziatische culturen. Door zich te onthouden van seksuele genoegens, staan ze buiten het aardse leven en dichter bij de wereld van de goden. Vanwege het kastenstelsel trouwen de meeste hindoes niet met de vrouw van hun keuze, maar met de vrouw die door de familie wordt geregeld. Het is niet ongewoon om zich in eigen huwelijk gevangen te voelen en dat de man of vrouw buiten hun huwelijk seksueel genot gaat zoeken.

Het hindoeïsme en het boeddhisme zijn vrouwvriendelijke levensfilosofieën. Terwijl moederschap (Maria) centraal staat in de rooms-katholieke kerk, worden vrouwen ook gezien als een lustobject (Kamasutra) onder hindoes en boeddhisten. De Kamasutra, geschreven door de filosoof Vātsyāyana in de derde eeuw, biedt tips voor het liefdesleven, zoals het vinden van een goede vrouw en hoe je kunt zien of iemand in jou geïnteresseerd is.

Onlangs is de vreedzame karakter van het boeddhisme beschadigd. Er zijn meldingen van seksueel misbruik en de regimes in boeddhistische landen zoals Birma en Sri Lanka gaan vrij hard om met religieuze minderheden.

De Islam

Een onderdeel van de islamitische cultuur is het nastreven van veel nakomelingen. In 2011 werd voorspeld dat de moslimbevolking in de wereld de komende 20 jaar twee keer zo snel zal groeien als niet-moslims. Tegen 2030 zullen moslims meer dan een kwart van de wereldbevolking uitmaken. Meer dan de helft van alle Arabieren is jonger dan 25 jaar. Arabische samenlevingen hebben onvoldoende economische en educatieve ondersteuning voor zo veel jonge mensen. Jonge gezinnen kijken op televisie naar de levensstijl in het Westen en nemen westerse gewoonten over.

Sharia-wetgeving in Saoedi-Arabië en Iran:

- Geen vrijheid van godsdienst of vrijheid van meningsuiting
- Geen democratie of een scheiding tussen religie en staatspolitiek
- Geen gelijkheid tussen mensen (de niet-moslim is niet gelijk aan de moslim)
- Geen gelijke rechten voor mannen en vrouwen

Er zijn veel landen waar de sharia-wetgeving volledig wordt toegepast. In Iran en Saoedi-Arabië wordt een vrouw volgens de wet als inferieur aan een man beschouwd. De sharia-rechtbanken in deze landen negeren de getuigenis van een vrouw als ze niet ten minste twee mannen heeft om haar getuigenis te ondersteunen. In Iran worden vrouwen gestenigd op basis van valse beschuldigingen van overspel. In Saoedi-Arabië worden vrouwen in het openbaar onthoofd. Straffen onder de sharia-wetgeving in moslimlanden zijn zeer barbaars en omvatten steniging, amputatie van ledematen en executie voor "morele" misdaden.

De drijvende kracht achter de sharia en moslimterrorisme is de onderdrukking van vrouwen. Streng religieuze vrouwen omhullen zichzelf met een boerka en zijn volledig onderdanig aan hun man. Aan moslim zelfmoordterroristen wordt beloofd dat als ze zich opofferen en eind aan hun leven willen maken, er een harem op hen wacht met maagdelijke slavinnen.

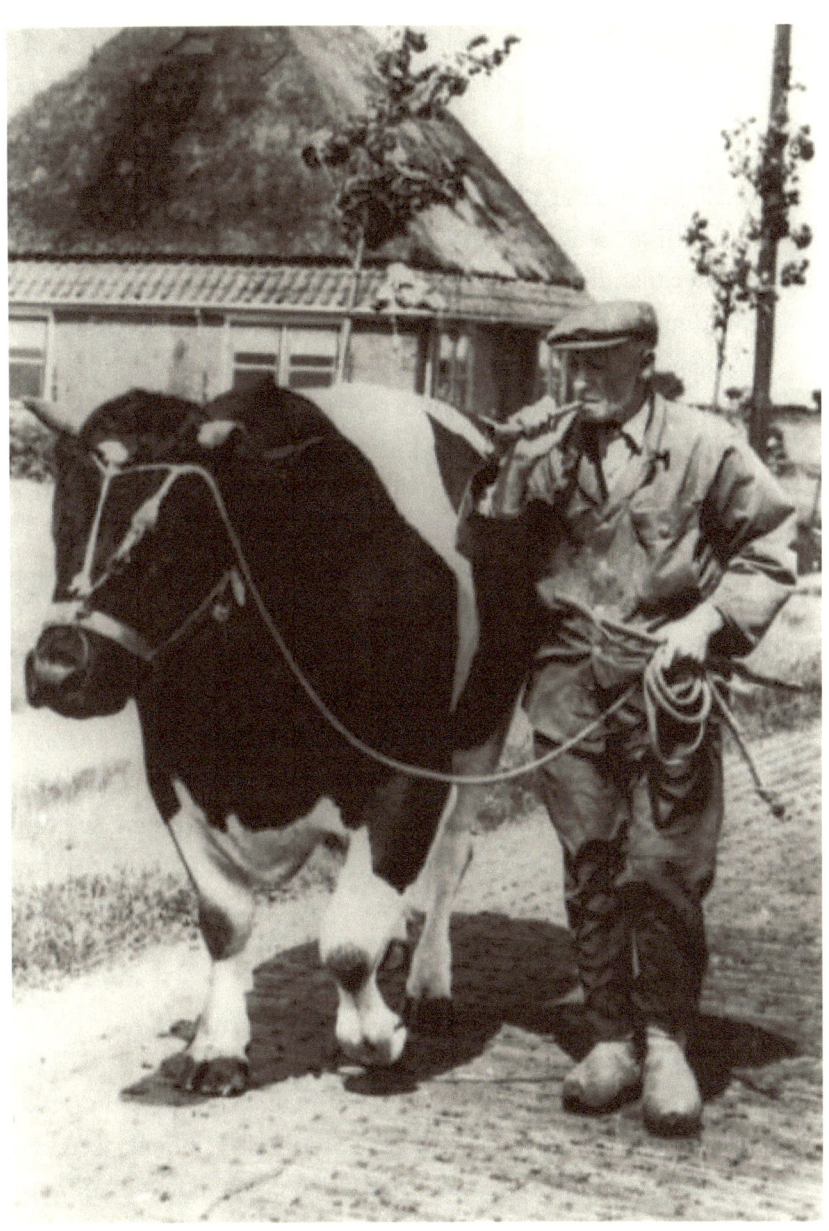

Ziekten door consumptie van dieren

Nog geen honderd jaar geleden ging de boer met een stier naar de boerderijen waar een koe moest worden gedekt. Sinds het midden van de twintigste eeuw hebben we een nieuwe situatie, veroorzaakt door intensieve landbouw. Alle vlees van gefokte zoogdieren wordt alleen geproduceerd door handmatige inseminatie van runderen, varkens en konijnen. Gekke koeienziekte, varkenspest en vogelgriep zijn het resultaat van intensieve veehouderij.

Schadelijke gevolgen van kunstmatige inseminatie van vee

De bevolkingsexplosie en hongersnood op aarde hebben ertoe geleid dat de mens kunstmatig dieren insemineert en uitsluitend voor consumptie fokt. Fast food en een toename van de vleesconsumptie in het Westen vinden navolging in andere delen van de wereld. Fastfood, onnatuurlijk eten en consumptie van voordelige hamburgers leiden tot obesitas en chronische ziekten. Ondertussen neemt het aantal kankerziekten toe en is tegenwoordig de belangrijkste oorzaak van chronische ziekten en voortijdige sterfte bij ouderen. Het plafond voor vlees en vleesproducten is al bereikt met de huidige 7 miljard wereldbevolking. De productie van vlees (producten), gevogelte, varkensvlees en ander vlees is tussen 1980 en 2010 verdrievoudigd en zal naar verwachting in 2050 opnieuw verdubbelen

- **50 jaar kunstmatige inseminatie bij zoogdieren**

De toename van vlees en zuivelproducten wordt alleen bereikt met kunstmatige inseminatie van vee. De productie van melk, kaas en vlees is onlosmakelijk met elkaar verbonden. De koe moet zoveel mogelijk kalveren baren voor melk, kaas en vlees. Vrouwelijke kalfjes worden opgevoed tot

melkkoeien, stiertjes gaan naar de vleesindustrie. Als gevolg hiervan worden carcinogene virussen nu aangetroffen in vee en in de vlees- en zuivelindustrie. Schadelijke virussen zoals Aviaire (pluimvee) leukemievirus (ALV) en Bovine (rundvee) leukemievirus (BLV) worden aangetroffen in rauwe ei- eiwitten en vleesproducten. Schadelijke leukemievirussen van vee en pluimvee hebben zich verspreid naar dierenverzorgers, werknemers in de vlees- en pluimvee-industrie en consumenten (Johnson 2010, Blair 1982). De opwarming van de aarde is grotendeels het gevolg van intensieve veehouderij. Tijdens de laatste ijstijd werd de mens door de vrieskou gedwongen meer vlees te eten omdat er minder granen, fruit, noten en zaden waren. Zal de moderne mens meer plantaardig voedsel gaan eten nu de aarde opwarmt?

Het varken werd vroeger bewaard als voedselreserve voor de koude wintermaanden. Hammen en worstjes enz. We zijn meer vlees gaan eten zonder groenten en fruit. Het thema "kunstmatige voortplanting bij zoogdieren ter verhoging van de vleesproductie" is nooit eerder aan de orde geweest. De veehouderij duurzamer maken gaat zeker niet werken om de opwarming van de aarde en het verlies van planten- en diersoorten te voorkomen. Om van dit boek niet alleen een noodlottige boodschap te maken, doe ik voorstellen voor meer plantaardige voeding en landbouwtransitie.

De boeren kunnen hun stallen herbestemmen met een energiecentrale voor warmte- en LED-verlichting. Aardbeien, champignons, paprika's, sla, druiven en ananas kunnen nu ook in de winter worden geproduceerd. Door lokale productie met een groter aanbod en diversiteit, zal het aanbod van groenten en fruit over de evenaar afnemen.

Ziekten bij de mens als gevolg van de veeteelt

Onze omgang met zoogdieren bestaat al duizenden jaren sinds we ze hebben gedomesticeerd. Infectieziekten die bij dieren voorkomen, verspreiden zich vooral wanneer grote aantallen dieren bij elkaar worden gebracht. Een ziekte kan zich vervolgens over de hele kudde verspreiden. Veel boeren wonen dicht bij hun vee en komen in contact met hun uitwerpselen, urine, adem, zweren en bloed. Een ziekte kan zich dus tot de mens wenden en epidemische proporties bereiken als een groep mensen voor het eerst in contact komt met een dergelijke ziekte.

In de vroege middeleeuwen (14e eeuw) trokken graanvoorraden van boeren in Mongolië ratten, marmotten en muizen aan. Ratten en hun vlooien gaven Pasteurella pestis (builenpest en longpest) door aan de lokale bevolking. De steppenmarmot is het meest voorkomende reservoir voor Pasteurella pestis in Oost-Azië. Het vlees werd van de marmotten gegeten en de huiden werden tot bont verwerkt. Tijdens het beleg door de Mongolen van het Genuese handelskantoor Kaffa, aan de Zwarte Zee, werden honderden lichamen van slachtoffers van de pest met katapulten neergeschoten in de belegerde stad om bewoners met pest te besmetten. Genuese zeelieden werden getroffen door de pest in 1345. Overlevenden en zieken vluchtten met hun schepen van de stad naar Sicilië en Genua. De Genuese vloot besmette eerst de inwoners van Messina op Sicilië. Vanuit Genua verspreidde de ziekte zich via het uitgebreide handelsnetwerk van Europa. De ziekte verspreidde zich over heel Europa.

- **De builenpest en de longpest doodden 25 miljoen mensen, 50% van de Europese bevolking, in de 14e eeuw**

Cristobal Colon (Columbus) werd geboren in Genua, en meer zeelieden uit Genua werden ongetwijfeld op de schepen van de ontdekkingsreizigers aangemonsterd. Zij kenden de geschiedenis van deze manier van oorlog voeren. Bij de verovering van Zuid-Amerika brachten de Spanjaarden nieuwe ziekten met zich mee. Ironisch genoeg was de enige epidemie die Europeanen terugbrachten uit Zuid-Amerika de syfilis, een niet zo plezierige seksueel overdraagbare aandoening.

- **Pokken en tuberculose hebben in de 16e eeuw hele beschavingen in Zuid-Amerika weggevaagd**

Het Influenza A (viaire) -virus veroorzaakte een griepepidemie in Fort Riley, Kansas, USA. In dit fort fokten ze kippen en varkens voor de soldaten. Een kok is mogelijk besmet met het virus. Door mutatie was het virus in staat besmetting van persoon tot persoon te veroorzaken.

- **Het influenzavirus (H1N1) werd door troepentransporten in WO1 overgebracht naar Europa met miljoenen doden als gevolg**

Bio-industrie

De ontdekking van antibiotica en vaccins maakte het mogelijk om vee in grote aantallen te houden. Volgens de BBC begon het tijdperk van intensieve veehouderij in Groot-Brittannië in 1947. Een landbouwwet subsidieerde de boeren om de productie te stimuleren met nieuwe technologie en de afhankelijkheid van Groot-Brittannië van de invoer van vlees te verminderen. Aan het einde van de vorige eeuw werden schapenkoppen met priondeeltjes van zieke dieren aan Britse koeien gegeven. Natuurlijke herbivoren - koeien die gras en hooi eten - werden omgezet in carnivoren, die vlees en beendermeel aten in plaats van gras, voor snellere groei en meer financieel gewin. Dit veroorzaakte de gekke koeienziekte (BSE) als gevolg van schade aan de hersenen en botten van de koe. De ziekte veroorzaakte later ook een variant hiervan bij mensen.

- **Gekke koeienziekte (BSE) wordt verspreid door besmet vlees**

Legbatterijen

Een studie van 466 leghennen, variërend van 2 tot 7 jaar, over een periode van meer dan 3 jaar, heeft gegevens opgeleverd over voortplantingsorganen en tumorvorming bij leghennen. Legkippen krijgen eierstokkanker, maar deze tumoren zijn zeldzaam bij kippen voor het tweede levensjaar. Op de commerciële pluimveebedrijven worden kippen meestal opgeofferd na het leggen van hun eerste jaar, niet later dan 22-24 maanden oud. Af en toe bereiken deze hennen een tweede levensjaar. De meeste kankers komen voor bij deze oudere kippen. De buik van de kippen zwelt op als gevolg van vochtophoping en de tumoren zijn voelbaar aanwezig. Van de 466 kippen in deze studie ontwikkelden 149 (32%) eierstoktumoren. Het aantal eierstoktumoren was 39 (8%). Bovendien kregen 22 kippen (5%) goedaardige zwellingen van het steunweefsel van de eileider. In totaal kregen 45% van deze legkippen tumoren van de voortplantingsorganen.

- **Eierstok- en eileiderkanker komen het meest voor bij kippen na de leeftijd waarop de meesten worden geslacht**

Kippenvlees is sterk besmet

Elk jaar passeren 45 miljard kippen de wereld, samen met 1 miljard varkens, die contact kunnen hebben met naar schatting 50 miljard watervogels, zoals eenden, ganzen en zwanen. Nooit eerder had een zeer besmettelijke vogelgriep, het Influenza A vogelgriepvirus, zo'n kans om zich te verspreiden. Vleeskuikens worden gefokt om snel in gewicht te groeien (Deshazo RD). In 1920 bereikte een kip 1 kg in 16 weken. De huidige vleeskuikens bereiken nu een gewicht van 2,6 kg, groot genoeg om te worden geslacht, in slechts 6 weken. In de afgelopen 50 jaar is de groei toegenomen van 25 gram tot 100 gram per dag - een toename van meer dan 300%. De genetische selectie is zo intens dat de leeftijd waarop vleeskuikens hun marktgewicht bereiken en worden geslacht met maar liefst één dag per jaar is gedaald. Selectie op snelle groei heeft geresulteerd in een slechte gezondheid van de botten, met vervormingen, kreupelheid, tibia dyschondroplasie (TD) en gescheurde pezen tot gevolg. Zwaardere vleeskuikens (> 2400 g) zijn vaak kreupel. Soms kunnen de vogels helemaal niet meer lopen. Vleeskuikens en kippenproducten zijn sterk verontreinigd met voor antibioticum ongevoelige (multiresistente) Escherichia Coli en worden beschouwd als een bron van menselijke infecties. Het percentage besmette kippen in Nederlandse vleeskuikenbedrijven steeg in de eerste levensweek van 0-24% tot 96-100%, ongeacht het gebruik van antibiotica en bleef 100% tot de slacht (Dierikx CM). Multidrug-resistente darmbacteriën werden gevonden bij kalkoenen, runderen, kippen en vleeswaren in Oklahoma. De afgenomen monsters waren ongevoelig voor veelgebruikte antibiotica zoals ampicilline, tetracycline, streptomycine, gentamycine en kanamycine. In Duitsland werden multiresistente stafylokokken (MRSA) gedetecteerd in monsters van kalkoen (40%) en vleeskuikens (25%). Bij varkenshouderijen met hogere frequenties in mestbedrijven (73%) dan in fokkerijen (33%). Varkensvlees en kippenvlees zijn potentieel bronnen van multiresistente soorten.

Meer antibiotica worden aan het vee verstrekt dan aan mensen
De toenemende beschikbaarheid van antibiotica in de jaren 1950 en 1960 was de reden om het 'begin van het einde' voor infecties te voorspellen. Niets is minder waar! Ongevoeligheid voor antibiotica neemt toe en de komst van nieuwe antibiotica neemt af. Wat de farmaceutische industrie ook probeert te doen, het lijdt geen twijfel dat de micro-organismen die al 3 miljard jaar bestaan, zich hebben aangepast om te overleven onder de meest extreme omstandigheden. Bloedige diarree na het eten van onvoldoende verhitte kip of varkensvlees, bijvoorbeeld na een barbecue, is een gevaarlijk fenomeen. In sommige gevallen wordt bloederige diarree veroorzaakt door multiresistente Coli-bacteriën. Vooral bij vrouwen bereiken deze darmbacteriën de blaas. De bacteriën hechten zich aan de blaaswand en reageren nauwelijks op behandeling met antibiotica. De urine wordt

bloederig. Niet zelden gaan deze bacteriën hoger en bereiken ze de nieren via de urineleider.

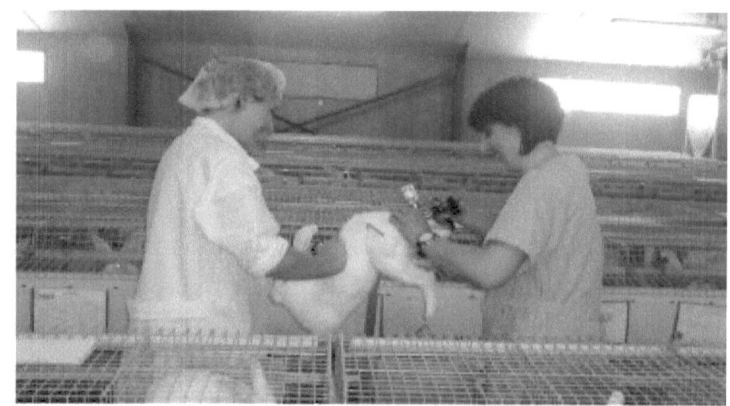

Entero Hemolytic E. Coli-bacteriën (EHEC) kunnen ernstig nierfalen veroorzaken

Konijnen zijn de op een na meest gefokte dieren in Europa

Vrouwelijke konijnen die worden gehouden voor de fokkerij hebben specifieke problemen. Degenen die niet worden gebruikt om de jongen te

voeden, krijgen weinig voedsel en zijn vaak uitgehongerd. Vrouwelijke konijnen worden gemiddeld 11 dagen na de bevalling kunstmatig geïnsemineerd. De impact van een dergelijke last op hun lichaam is verwoestend, wat resulteert in ziekte en dood. Jaarlijks worden meer dan 330 miljoen konijnen gefokt (meer dan alle varkens en EU-koeien samen). Elk jaar worden wereldwijd meer dan een miljard konijnen geslacht - de meeste voor hun vlees, een paar voor hun vacht. China is goed voor ongeveer de helft van dat aantal, maar de EU slacht jaarlijks meer dan 326 miljoen konijnen af, vooral in Frankrijk, Spanje en Italië. De meeste van hen leven in een kleine ruimte. Het grootste deel is gepropt in kale stallen met tussen de 10.000 en

dieren. De hoeveelheid ruimte voor elk konijn is minder dan een A4- vel papier. Terwijl een goed verzorgd konijn ongeveer acht jaar of langer zal leven, worden konijnen die voor het vlees worden gefokt geslacht op slechts drie maanden oud. Natuurlijk kunnen ze ongeveer 70 cm springen, maar de meeste commercieel gekweekte konijnen kunnen niet rechtop springen en zelfs niet rechtop zitten. Vanwege de geringe hoogte van hun kooien kunnen sommigen hun oren niet eens omhoog steken.

- **Hepatitis E-virus (HEV) -stammen van gefokte konijnen zijn een bron voor HEV's infecties bij mensen**

BBQ-vlees en hepatitis E-virus

Een op de tien worsten en bewerkte varkensvleesproducten in Engeland en Wales kan een hepatitis E-virus (HEV) -infectie veroorzaken als het vlees niet gaar is, waarschuwen experts. Worsten moeten 20 minuten worden gekookt op 70 graden Celsius om het virus te doden. Er is een "abrupte toename" van het aantal gevallen in Engeland en Wales geweest, omdat mensen het risico niet kennen. Hepatitis E is een leverinfectie die wordt verspreid door direct contact met fecaal materiaal van een geïnfecteerde persoon of door indirecte fecale besmetting van voedsel of waterbronnen. Zwangere vrouwen die besmet raken, lopen een groter risico op acuut leverfalen en verlies van het kind.

Artificial Insemination

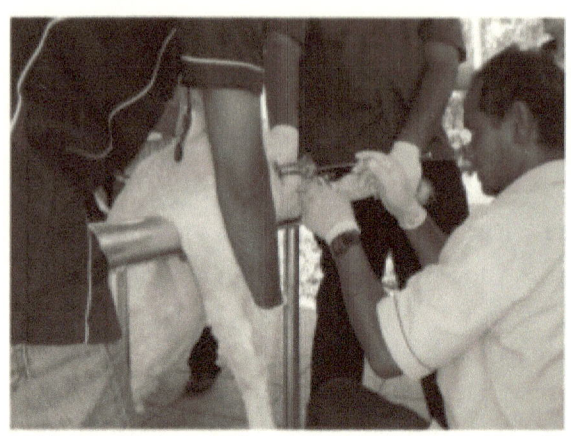

Intensive geitenfokkerij en Q koorts

Mest en stro van de geiten worden door boeren verspreid als bemesting over het land. Als gevolg hiervan verspreidt de Coxiella-bacterie zich door de lucht en infecteert de lokale bevolking (Schimmer B).

Ernstig acuut ademhalingssyndroom (SARS)

SARS werd veroorzaakt door een coronavirus en ontstond in november 2002 in de Zuid-Chinese provincie Guangdong (Canton). De wereldwijde uitbraak van SARS werd op een dag veroorzaakt door een persoon in een hotel in Hong Kong. Een arts uit Guangdong nam deel aan een groots huwelijksfeest. Toen de gasten vertrokken, verspreidde het virus, opgehoest door de arts, zich binnen 24 uur naar vijf landen. In een paar maanden verspreidde dit coronavirus zich naar 30 landen op zes continenten, met 8.096 waarschijnlijke gevallen en 774 sterfgevallen (WHO 2004). Vroeger duurde een wereldreis een jaar; vandaag kunnen we met onze virale bagage binnen 24 uur de aarde rondreizen. De autoriteiten van Guangdong ruimden in januari 2004 duizenden civet-katten en andere wilde dieren op. Ze legden ook een permanent verbod op de handel en menselijke consumptie van civet-katten op. Onderzoekers toonden aan dat mensen en civet-katten virussen hadden met hetzelfde genetische profiel, na het testen van zes SARS-dragende civet-katten uit een restaurant. Begin 2004 werd een serveerster besmet met het SARS-virus. WHO-experts hebben het virus ook aangetoond in kooien van een restaurant waar een SARS-patiënt vlees van civet-katten had gegeten. Helaas geven Chinezen de voorkeur aan een groot aantal wilde dieren en wordt de civet-kat als een delicatesse in Zuid-China beschouwd. Op het platteland van China worden de dieren nog steeds op de markten verkocht.

Dromedaris griep (MERS-Corona Virus)

Dromedarisgriep, van virusverspreidende jonge kamelen, is het resultaat van intensieve kameelfokkerij op het Arabische schiereiland. Er is een snelle toename van het aantal infecties met het Midden-Oosten Respiratory Syndrome Corona Virus (RNA-virus). Sinds juni 2012 heeft MERS-CoV meer dan 1.814 mensen besmet, waaronder 734 doden (41%). De ziekte verscheen voor het eerst op het Arabische schiereiland, in Saoedi-Arabië en de Verenigde Arabische Emiraten. De zorgen over de situatie zijn aanzienlijk toegenomen, met name de zorgen over de verspreiding van de infectie in ziekenhuizen en bij contacten met patiënten. Dromedarisgriep is endemisch onder jonge kamelen in Saoedi-Arabië. Zieke kamelen scheiden coronavirussen van hun neus en soms in de ontlasting. Pas recentelijk delen mensen en dromedariskamelen dezelfde coronavirussen. Het coronavirus werd voor het eerst aangetroffen in de kuddes van kameelfokkers, vooral bij de pasgeboren kamelen. Jonge kamelen zijn gevoeliger voor het coronavirus, vanwege hun lagere immuniteitsstatus en de soepelere virusreplicatie.

Dromedarissen gefokt als melkvee (vrouwtjes) met de hoogste serumtiters, gevolgd door kamelen die worden gefokt voor vlees (meestal mannetjes) en ten slotte zijn de dromedarissen die worden gebruikt voor transportactiviteiten (ook meestal mannetjes) het minst vatbaar voor het virus. Jonge kamelen zonder antilichamen hebben een grote kans om geïnfecteerd te raken en stellen op hun beurt de moeders bloot aan infecties of herinfectie. Kamelen worden ook gefokt in Burkina Faso, Ethiopië en Marokko onder dezelfde omstandigheden. Tegenwoordig circuleert de MERS-CoV van persoon tot persoon. Coronavirussen aangepast aan de mens verspreiden zich door de luchtwegen en circuleren steeds meer in de samenleving. Met de jaarlijkse Hajj-bedevaart naar Mekka lopen meer dan 2 miljoen moslims uit meer dan 180 landen het risico besmet te raken met MERS-CoV en zich te verspreiden. Saoedische autoriteiten waarschuwen om geen gepasteuriseerde kamelenmelk te drinken en handschoenen te dragen wanneer ze voor de dieren zorgen. De alomtegenwoordigheid van de dieren, hun belang voor de economie van de regio's en hun populariteit zullen de overdracht van dit coronavirus van dromedaris naar mens blijven bevorderen.

Het afslachten van chimpansees, oorzaak van wereldwijde verspreiding van aids

HIV / AIDS verspreidt zich naar mensen door consumptie van vlees van wilde dieren (chimpansee en gorilla) in Centraal-Afrika. In de 20e eeuw heeft de commerciële jacht met vuurwapens en strikken de vangst in de Centraal- Afrikaanse bossen dramatisch verhoogd. Jaarlijks worden naar schatting 579 miljoen wilde dieren gevangen en geconsumeerd in het Congobekken, wat overeenkomt met 4,5 miljoen ton bushvlees.

Het jaar waarin de wereldwijde uitroeiing van pokken werd uitgeroepen (WHO 1980), werden de eerste gevallen van AIDS geïdentificeerd. Sindsdien heeft HIV / AIDS naar schatting 65 miljoen infecties en 25 miljoen sterfgevallen tot gevolg gehad. In verschillende Afrikaanse landen overschrijdt de geschatte prevalentie van HIV nu 20% van de volwassen bevolking.

Hoewel bloedbanken, de vrijere seksuele moraal en het gebruik van injectiedrugs de verspreiding van hiv hebben vergemakkelijkt, lijkt de meest plausibele verklaring voor de opkomst van het virus blootstelling aan dierlijk bloed of uitwerpselen als gevolg van jacht en slacht van primaten, en de daaropvolgende consumptie van ongekookt of besmet bushmeat. Van de bloedmonsters van 573 vers afgeslachte primaten in houtkapconcessies en bushmeat markten bevatten 18,4% het Simian Immunodeficiency Virus (SIV), beschouwd als de voorloper van HIV. Hoewel HIV-achtige virussen onlangs zijn ontdekt in gorilla's, wordt het afslachten van chimpansees beschouwd als de meest waarschijnlijke bron voor HIV-1, de stam van het AIDSvirus dat zich over de hele wereld heeft verspreid. Tot enkele decennia geleden heeft zo'n besmetting slechts een klein aantal geïsoleerde plattelandsdorpen getroffen.

Door export breidde de traditie van West-Afrika van jacht op primaten zich uit tot een grote commerciële onderneming die zich uitstrekt tot omliggende grote steden waar apenvlees premium prijzen ophaalt in restaurants. Door frequente

rotatie van sekswerkers in houtkampen van de houtbedrijven, kon de overdracht van het virus langs de wegen die door ontbossing in Afrika zijn ontstaan beide kanten opgaan. Voor de meeste zoönosen is de mens de uiteindelijke gastheer. Zoönotische infecties zoals HIV / AIDS gaan niet alleen van dier op mens over, maar verspreiden zich vervolgens ook van mens op mens. Meer mensen doen aan seks dan aan het slachten van chimpansees. Opkomende retrovirussen zijn van bijzonder belang vanwege hun vermogen om te integreren in het DNA van de gastheercel. Het maken van hun kopieën gebeurt met het enzym reverse transcriptase dat al in het virus zit, vaak met de nodige kopieerfouten. Als gevolg hiervan is het nog steeds niet mogelijk geweest om een goed vaccin tegen HIV / AIDS te ontwikkelen. Er zijn zeven geslachten in de Retroviridae-familie: lentivirus, waaronder HIV en SIV, spumavirus, en vijf groepen van kanker veroorzakende retrovirussen die eerder waren geclusterd als oncovirus. SIV is slechts één van een groot reservoir van slecht gekarakteriseerde lentivirussen in Afrikaanse primaten die het spookbeeld van extra AIDS-achtige zoönosen verhogen die voortkomen uit aanhoudende consumptie van bushmeat. Het Ebola-virus is daar ook een van.

Bushmeat veroorzaakt ook verspreiding Ebola virus

Ebola virus wordt over lange afstanden verspreid door vleermuizen, die het virus met zich kunnen dragen zonder ziek te worden of eraan dood te gaan. Zij besmetten andere dieren waarmee het bomen deelt, zoals apen. Ebola is de oorzaak van een van de dodelijkste infecties van de mensheid. De mens wordt door het virus besmet wanneer jagers besmette dieren doden en het vlees slecht gebraden eten of zelfs alleen het vlees maar aanraken wanneer ze het vlees op de markt brengen en / of bereiden. Jagers vinden dode dieren in de jungle en brengen ook het vlees van chimpansees en gorilla's die aan Ebola zijn gestorven op de markt.

De uitwerpselen van besmette dieren op eetbare planten zijn ook een bron van infectie. De dieren die het meest worden aangeduid als dragers van het Ebola- virus zijn verschillende soorten fruitvleermuizen. Deze vaak grote vleermuizen worden gedroogd en vervolgens direct gegeten of tot soep verwerkt. Naar schatting worden elk jaar 28.000 fruitetende vleermuizen, per stuk 6 euro, verkocht in Ghana. De fruitetende vleermuizen zijn reservoirs van het virus, maar worden er niet door geschaad. Andere dieren herbergen het virus ook.

Zodra een mens besmet is met de ziekte, verspreidt het virus zich gemakkelijk zonder verdere tussenkomst van besmette dieren. Ebolavirus wordt bij mensen overgedragen door nauw en direct fysiek contact met geïnfecteerde patiënten, waarvan het meest besmettelijk bloed, ontlasting en braaksel is. Om de paar jaar sinds 1976 is er een nieuwe epidemie. De zevende uitbraak van ebolavirus begon op 26 juli 2014 in de Democratische Republiek Congo. Een zwangere vrouw werd besmet door haar echtgenoot die besmet vlees had meegenomen. Zij werd ziek op 26 juli en stierf 11 augustus. Een plaatselijke arts en drie assistenten die een postmortale keizersnede verrichten (om de foetus van de moeder te scheiden voor de begrafenis, volgens de plaatselijke cultuur) raakten ook besmet en stierven. Deze gezondheidswerkers waren de bron van verdere gevallen van deze epidemie.

Maganga GD (2014) Ebola-virusziekte in de Democratische Republiek Congo (DCR).

New England Journal Medicine.

Een tiende Ebola uitbraak begon op 1 augustus 2018 in Mangina DCR en heeft tot maart 2020 3.444 ziektegevallen veroorzaakt waarbij 2.264 sterfgevallen (mortaliteit 66%). De jacht op bushmeat is de grootste bedreiging voor mensapen. Vanwege kleine populaties en hun langzame voortplanting zijn apen erg kwetsbaar. Contact tussen mensen en apen vormt een risico op verspreiding van ziekten met hen. Ebola is ook bijzonder dodelijk voor mensapen. Sinds 1990 is in totaal maar liefst een derde van de gorilla's die in nationale parken en andere beschermde gebieden wonen, aan deze ziekte overleden.

Wuhan Acute Respiratory Syndrome (COVID-19)

Sinds eind 2019 verspreidt zich een nieuwe Corona-virusepidemie vanuit de Chinese metropool Wuhan. Een bloedtest heeft laboratoria in staat gesteld dit RNA-virus te karakteriseren en de verspreiding van het virus bij nieuwe patiënten te volgen. Een derde van de patiënten werd opgenomen op de beademingsafdeling van de intensive care met een diepe longontsteking, geen bronchitis, maar een verstikkende ontsteking van de longblaasjes. Dit resulteerde in een levensbedreigende afname van de longcapaciteit. Het is aangetoond dat de eerste patiënten met longontsteking besmet zijn op de live seafood markt van Wuhan waar exotische dieren zoals slangen, schildpadden, vleermuizen, stekelvarkens, vossen en ook speenvarkens worden verkocht voor consumptie. Zelfs civets, een katachtig wezen, behoorden nog steeds tot de tientallen soorten die op een uitgebreide prijslijst stonden voor een van de handelsbedrijven voor dieren op de Wuhan-markt. De eerste studies geven aan dat hoefijzer- en/of fruitvleermuizen het virus hebben verspreid naar slangen en ratten. De dieren worden dagenlang dag en nacht opgesloten in kleine kooien en het is niet ondenkbaar dat vleermuizen, ook wel vliegende ratten genoemd, deze dieren of hun voedsel besmetten met het Coronavirus.

Live-markten in China worden verantwoordelijk gehouden voor het uitbreken van het SARSvirus in 2003 met meer dan 6.000 bevestigde gevallen en waarbij wereldwijd meer dan 800 mensen zijn omgekomen. Op 26 januari 2020 veroorzaakte dit COVID-19 reeds 2751 bevestigde infecties met 56 sterfgevallen in China sinds begin januari. Het virus was al verspreid naar ongeveer een dozijn landen. Op 31 januari waren meer dan 9700 bevestigde infecties in China, met 213 doden. Al meer gevallen dan het totaal van de SARS- epidemie. Op 4 maart waren er 80.409 gevallen, met 3.285 doden en een verspreiding naar 86 landen.

Corona-virussen veroorzaakten ook SARS- en MERS-epidemieën en een zeer destructieve epidemie bij varkens. Vleermuizen zijn de enige vliegende zoogdieren, ze verslinden ziekteverwekkende insecten per ton, en ze zijn essentieel voor de bestuiving van veel fruit, zoals bananen, avocado's en mango's. Ze zijn ook een ongelooflijk diverse groep, die ongeveer een kwart van alle zoogdieren uitmaakt. Hun vermogen om samen te leven met virussen die kunnen overgaan naar andere zoogdieren, in het bijzonder mensen, kan verwoestende gevolgen hebben wanneer we ze eten, verhandelen op veemarkten en hun territorium binnendringen. Zeker, knaagdieren, primaten en vogels als papegaaien, parkieten en duiven dragen ook ziekten die kunnen overgaan op mensen: vleermuizen zijn wat dat betreft verre van alleen.

Vleermuizen zijn daarentegen talrijker en wijder verbreid. Hoewel vleermuizen een kwart van de zoogdieren vertegenwoordigen, zijn knaagdieren 50 procent, en dan zijn wij er nog met de rest. Vleermuizen leven op elk continent behalve Antarctica, in de nabijheid van mensen en boerderijen. Het vermogen om te vliegen geeft ze een groot territorium, wat helpt bij het verspreiden van virussen, en hun ontlasting en urine kunnen ziekten verspreiden. Vleermuizen leven vaak in enorme kolonies in grotten, waar drukke omstandigheden ideaal zijn om virussen aan elkaar door te geven.

Werknemersrisico's in de vleesindustrie

Bij dierenartsen in Canada is verhoogde sterfte aan hersentumoren waargenomen. Dierenartsen en KI-assistenten doen veel inwendig onderzoek bij koeien. Overdracht via de baarmoeder en het geboortekanaal bij de bevalling, van Bovine (rund) Leukemie Virus (BLV) speelt een cruciale rol bij de verspreiding en persistentie van BLV-infectie bij runderen.

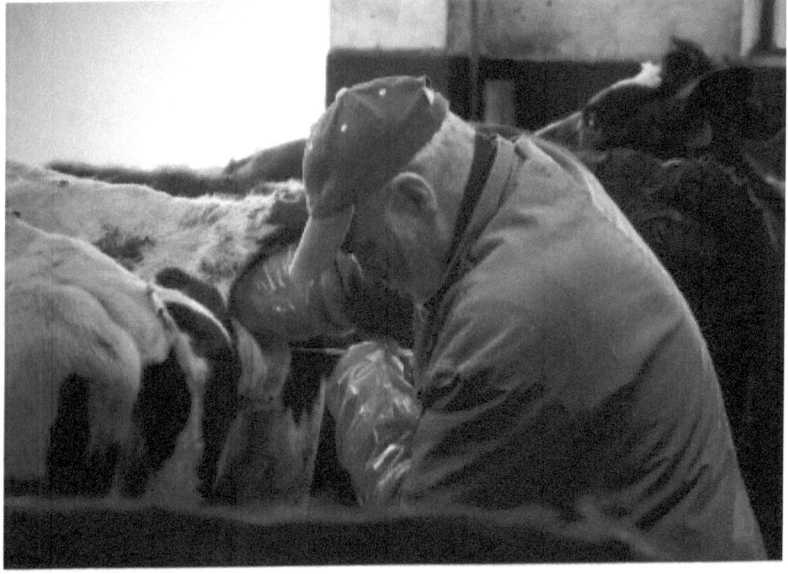

In hun werk, komen dierenartsen en KI-medewerkers in contact met Bovine (rund) Leukemie Virus (BLV), een kankerverwekkend virus. BLV is wereldwijd een economisch belangrijke infectie bij melkvee. De aanwezigheid van infecties in Canadese melkvee kuddes is groot en neemt nog steeds toe.

Zeventig procent van de kuddes werd geïdentificeerd als BLV-positief (één of meer positieve dieren).

Nekouei O, VanLeeuwen J, Sanchez J, Kelton D, Tiwari A, Keefe G Herd-level risk factors for infection with bovine leukemia virus in Canadian dairy herds. Prev Vet Med. 2015 May 1; 119 (3-4): 105

De sterfgevallen van 5.016 dierenartsen in de VS werden onderzocht en vergeleken met die van de algemene Amerikaanse bevolking. De sterftecijfers waren significant verhoogd voor kwaadaardige lymfomen en leukemie, darmkanker, hersentumoren en huidkanker. Minder sterfte werd gevonden voor maag- en longkanker.

Blair A, Hayes HM Jr. (1982) Mortality patterns among US veterinarians, 1947-1977: an expanded study. Int J Epidemiol. 1982 Dec;11(4):391-7

Verhoogd risico op slokdarm-, darm-, hersen-, en alvleesklierkanker en melanoom bij dierenartsen in Zweden kon niet worden verklaard door de sociaaleconomische status van dit beroep. Beroepsmatige blootstelling aan kankerverwekkende virussen bij het vee is waarschijnlijk de oorzaak.

Travier N, Gridley G, Blair A, Dosemeci M, Boffetta P. (2003) Cancer incidence among male Swedish veterinarians and other workers of the veterinary industry: a record-linkage study.

Cancer Causes Control. 2003 Aug;14(6):587-93.

Koeien worden voortdurend opnieuw bevrucht na de geboorte van de kalfjes door kunstmatige inseminatie, zodat hun melk nooit zal stoppen met stromen. Hun kalfjes groeien op tot melkkoe of worden voor kalfsvlees verder opgefokt. Voor productie van melk en kaas moet de moederkoe zoveel mogelijk kalveren baren. Melk-, kaas- en vleesproductie zijn onlosmakelijk met elkaar verbonden. Kunstmatige inseminatie (KI) bij melkkoeien werd in Friesland al in 1935 geïntroduceerd Het sperma wordt bevroren in "rietjes" en vervolgens door een dierenarts of KI-assistent ingebracht bij het dier op het juiste moment, afhankelijk van het tijdstip van de ovulatie cyclus. Kalveren worden al snel na de geboorte bij hun moeder weggehaald.

Waardoor mensen vleeseters werden

Het slachten van dieren is een gevolg van de strijd van onze voorouders tegen wilde dieren, leeuwen, olifanten, beren etc.
Vanuit Afrika en het Midden-Oosten heeft homo sapiens 45.000 jaar geleden West-Europa bereikt.

In die periode waren leeuwen en andere roofdieren nog in de meerderheid

Neanderthalers beheersten als eersten in Europa de kunst van het vuur maken

Met houten pijlen en stenen bijlen kwam er controle over leeuwen, beren en andere wilde roofdieren

Door het koken en braden van vlees heeft de moderne mens kleinere kaken en een grotere herseninhoud gekregen dan de neanderthalers

In het Colosseum vonden tot in de 6e eeuw gevechten van mens tegen wilde dieren plaats. In stierengevechten, zoals in moderne corridas, werden stieren door helpers opgejaagd tot ze woedend werden: de toreros, de echte jagers, bevochten de stier te voet, met een knots of een lans. Andere stierengevechten hadden betrekking op vaardigheden vergelijkbaar met die afgebeeld op de beroemde Kretenzische foto's of hedendaagse rodeo's: ongewapende mannen te paard reden op de stier af om hem te verslaan en sprongen vervolgens op de stier om hem neer te gooien en zijn nek om te draaien.

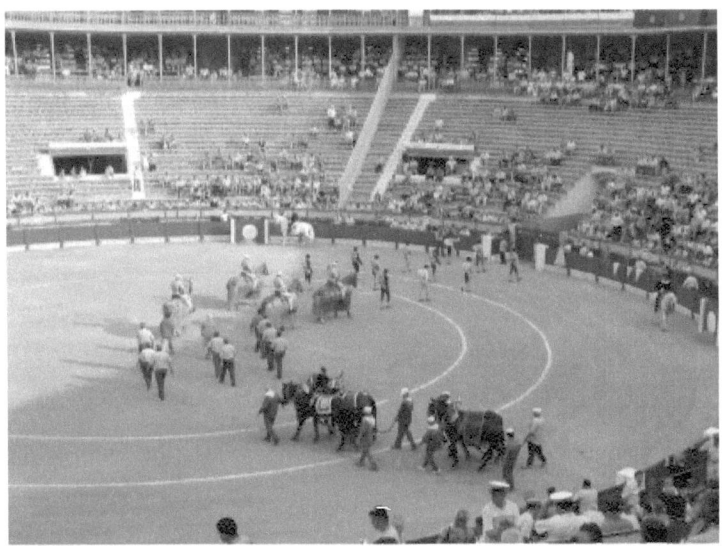

Defilé van het stierengevecht (Plaza de Toros, Alicante)

- Stierenvechters lopen vooraan

- Helpers volgen

- Picadores te paard

- Dierenverzorgers

- Opruimploeg gedode stieren

- Slagers sluiten de stoet

Werknemersrisico's in de pluimveesector

Kankerverwekkende virussen worden gevonden en veroorzaken tumoren bij kippen en kalkoenen. Pluimvee is drager en verspreider van virussen. Virus is aangetoond in kipproducten en eieren, dus blootstelling aan mensen is universeel en bijna niet te vermijden. Deze virussen zijn niet erg besmettelijk, maar hebben nog steeds de mogelijkheid om menselijke cellen te infecteren en te transformeren. Antistoffen tegen Aviaire (pluimvee) Leukemie Virussen (ALV) en Reticulo Endotheliose Virussen (REV) zijn gevonden in het bloed van werknemers in slachthuizen. Werknemers van kippeslachterijen en verwerkingsbedrijven hebben een hoge blootstelling aan kankerverwekkende virussen, die bij pluimvee veel voorkomen. Een verhoogd risico op overlijden is bij deze werknemers aangetoond voor verschillende vormen van kanker.

Kanker van mond- keelholte; alvleesklier; luchtpijp; **long; hersenen**; baarmoederhals; leukemie en tumoren van lymfatische systemen.

Metayer C, Johnson ES, Rice JC (1998) Nested case-control study of tumors of the hemopoietic and lymphatic systems among workers in the meat industry. Am J Epidemiol 147(8):727-38 https://www.ncbi.nlm.nih.gov/pubmed/9554414[1]

Johnson ES, Ndetan H, Lo KM (2010) Cancer mortality in poultry slaughtering / processing plant workers belonging a union pension fund. Environ Res 110:588-94 https://www.ncbi.nlm.nih.gov/pubmed/20541185[2]

Hersenkanker komt vaker voor bij pluimveehouders die betrokken zijn bij het doden van kippen. Het doden van kippen ging gepaard met een bijna 6- voudige toename van het risico op hersenkanker. Werknemers in pluimveeslachterijen en verwerken vaak dagelijks duizenden kippen, komen in contact met pluimveevlees, organen en bloed en lopen het risico op

---

1. http://www.ncbi.nlm.nih.gov/pubmed/9554414

2. http://www.ncbi.nlm.nih.gov/pubmed/20541185

verwondingen die een route vormen voor virussen en andere microbiële stoffen om het lichaam binnen te komen. Ze werken ook gedurende langere

periodes in afgesloten ruimtes, waardoor het risico van het inademen van microben toeneemt. Virussen waarvan bekend is dat ze bij pluimvee kanker veroorzaken, kunnen verantwoordelijk zijn voor de verhoogde incidentie van kanker bij pluimveehouders die kippen doden.

Gandhi S, Felini MJ, Nidetan H, Cardarelli K, Jadhav S, Faramawi M, Johnson ES (2014) A pilot case-cohort study of brain cancer in poultry and control workers. Nutr Cancer. https://www.ncbi.nlm.nih.gov/pubmed/24564367[3]

Dr. Johnson, epidemioloog van de universiteit van Fort Worth Texas, heeft meer dan 30 artikelen in wetenschappelijke tijdschriften gepubliceerd over verhoogde kankerrisico's voor werknemers in de vleesindustrie, en veel daarvan zijn specifiek voor pluimveehouders. Voor het definitief koppelen van het kankerrisico aan beroepsmatige blootstelling heeft hij de tot op heden enige test ontwikkeld en gepatenteerd die de aanwezigheid van kankerverwekkende virussen in het genoom van tumorcellen van werknemers met deze vormen van kanker kan detecteren.

---

3. http://www.ncbi.nlm.nih.gov/pubmed/24564367

Wereldwijd verschil in ziekten bij de mens

Verhoogde consumptie van suikers, rood vlees, dierlijke eiwitten en vetten, heeft op grote schaal navolging gevonden in verschillende delen van de wereld als gevolg van de transitie naar industrieel bereide voeding, hamburgers, suikerhoudende dranken en fast food in deze landen.

USA
West-Europa
Nederland
Midden-Oosten
India
China
Verre Oosten, Japan en Korea
Polynesië

USA

Met meer dan 225 miljoen personen met overgewicht in 2016 hebben de USA het grootse aantal mensen met overgewicht ter wereld. De USA exporteren ook nog ongezonde eetgewoonten over de gehele wereld. Slechte voeding is de belangrijkste oorzaak van morbiditeit en mortaliteit in de USA. Met een gemiddelde levensverwachting van 78,1 jaar staan de Verenigde Staten op nummer 50 van de wereldranglijst, ondanks dat ze de rijkste natie ter wereld zijn met de meest geavanceerde medische technologie. Nederland is iets beter met een gemiddelde levensverwachting van 79,2 jaar, wel minder dan de meeste andere Europese landen. Zelfs ondanks het alarmerend hoge zelfmoordcijfer in Japan, leven de Japanners 82.1 jaar gemiddeld. Ziekten met betrekking tot voeding zijn de belangrijkste doodsoorzaken in de Verenigde Staten. Het aantal mensen met overgewicht of obesitas nam tussen 1990 en 2016 toe. In het meest uitgebreide onderzoek naar de gezondheid in de USA is slechte voeding als de belangrijkste oorzaak aangetoond van morbiditeit en mortaliteit, zelfs boven het roken. Slechte voeding droeg tot 14 procent bij, terwijl roken 11 procent voor zijn rekening nam. Obesitas en hoge bloeddruk waren goed voor respectievelijk 11 en 8 procent. De nummer één doodsoorzaak in Amerika is het Amerikaanse dieet. Hoge bloeddruk met vijfenvijftig jaar, hartaanvallen op zestig, misschien zelfs kanker op zeventig, enzovoort ... Voor de belangrijkste doodsoorzaken laat de wetenschap zien dat de genen vaak slechts 10-20% van het risico uitmaken. Wanneer mensen bijvoorbeeld van een laag risicoland naar een hoog risicoland gaan, veranderen hun ziektecijfers bijna altijd in die van de nieuwe omgeving. Nieuw dieet, nieuwe ziekten.

West-Europa

Europeanen hebben zich kunnen verspreiden ten koste van andere volkeren door hen (meestal onbedoeld) te infecteren met epidemische infectieziekten zoals de pest, pokken en mazelen, waarvoor Europeanen genetische resistentie hadden ontwikkeld. De uitwisseling van deze infectieziekten was eenzijdig, omdat de meeste van deze ziekten afkomstig waren van het vee (koeien, varkens en kippen) waarmee onze voorouders in nauw contact leefden na de domesticatie van die dieren. Van de 14 soorten zoogdieren die waardevol zijn voor de veehouderij op de wereld, waren er 13 Euraziatisch, slechts één Amerikaans en geen enkel uit Australië. Dat is de reden waarom Euro-Aziaten weerstand hebben ontwikkeld tegen hun eigen ziekten als ziektedragers. (Guns, Germs and Steel: The Fates of Human Society. Jared Diamond 1997.

Kanker is nu de meest voorkomende doodsoorzaak in West-Europa, vaker dan chronische obstructieve longziekte (COPD) en hart- en vaatziekten en diabetes (IHD). Terwijl de sterftecijfers voor COPD en IHD dalen als gevolg van verbeterde gezondheidszorg, zijn de sterftecijfers voor kanker gestegen. Onze westerse eetgewoonten en verslaving aan dierlijke eiwitten in de vorm van rundergehakt, hamburgers en allerlei vleesproducten zijn de oorzaak van de toename van kanker. De consumptie van dierlijke vetten en eiwitten is sinds de vorige eeuw aanzienlijk toegenomen. De productie van vlees (producten), gevogelte, varkensvlees en ander vlees is tussen 1980 en 2010 verdrievoudigd en zal waarschijnlijk tegen 2050 verdubbelen. Momenteel worden jaarlijks 70 miljard landbouwhuisdieren gefokt voor voedsel. In 2050 zullen er 500 miljoen meer runderen, 200 miljoen meer varkens, 1 miljard meer schapen en geiten en 18 miljard extra pluimvee zijn dan in 2005.

Nederland

LAND	Sigaretten verbruik, pakjes van 20 in 1970	Longkanker Sterfte 1984 (CBS NL)	Longkanker Sterfte 2010 (Eurostat)
Italië	84	77	75
Noorwegen	88	43	74
Frankrijk	92	65	91
Finland	93	87	73
Nederland	108	117	108
België	119	119	115
West Duitsland	125	73	West & Oost Duitsland 79
Japan	*141*	*43*	
United Kingdom	153	100	82
USA	*184*	*84*	

Leeftijd gestandaardiseerde longkanker sterfte (ICD 162 per 100.000 mannen per jaar) in tien verschillende landen in 1984 en 2010 in verhouding tot per volwassene verbruik van gefabriceerde (of hand gerolde) pakjes sigaretten van 20 in 1970

- In Japan en de USA (zie tabel) werd altijd al veel meer gerookt en waren de sterftecijfers aan longkanker veel lager.

In 2012 was kanker de oorzaak van 31% van alle sterfgevallen in Nederland (Eurostat). Kanker is in Nederland al een aantal jaar doodsoorzaak nummer één. Tegenwoordig ontwikkelt ongeveer de helft van alle mannen en een derde van alle vrouwen kanker. Een indrukwekkende toename en dit lijkt aan te tonen dat de toename van kanker een recente biologische gebeurtenis is.

- Meeste longkanker doet zich voor in Nederland, België en Verenigd Koninkrijk. Deze drie landen hebben het grootste aandeel in de internationale handel en import van tropische vogels via Amsterdam Schiphol, Brussel Zaventhem en London Heathrow.

Vogeltentoonstellingen zorgden voor explosieve groei van de hobby

Sinds de slavenhandel en de slavernij 150 jaar geleden werden afgeschaft, werden de internationale handel in tropische gezelschapsdieren, internationale mensenhandel, de wapenindustrie en drugshandel de meest winstgevende vormen van handel. Wereldwijd worden jaarlijks naar schatting 40.000 primaten, 4 miljoen exotische vogels, 640.000 reptielen en 350 miljoen tropische vissen verhandeld. De handel in exoten wordt geschat op een 6 miljard dollar industrie. Vogeltentoonstellingen en vogelkwekers zorgden voor een explosieve groei van deze populaire hobby

Het houden en kweken van tropische vogels is een hobby van jonge gezinnen. De verhouding tussen fokkers en totale aantal vogelhouders is ongeveer 1: 6. Het organisatieniveau van de grote vogelfokkers in Nederland is hoog vanwege deelname aan de fokwedstrijden. Openbare shows, die meerdere keren per jaar werden gehouden, maakten de hobby in de twintigste eeuw steeds populairder. Als duiven samen met tropische vogels worden gehouden, komen Chlamydia-infecties vaker voor.

In Nederland waren in 1984 7,5 miljoen vogels in huishoudens. De American Veterinary Medicine Association (AVMA) telde in 2007 11-16 miljoen

gezelschapsvogels en exotische vogels in de Verenigde Staten. In Frankrijk waren 6 miljoen gezelschapsvogels in bezit van huishoudens in 2010 In België moet elke gefokte vogel worden voorzien van een ring met een nummer waarmee de eigenaar de fokker kan identificeren.

In 2011 heeft de Association Ornithologique de Belgique (AOB) 249 ornithologische verenigingen geregistreerd, die gemachtigd zijn om hun vogels te identificeren door een officiële ring. Huisdiervogels zijn een lucratieve zaak voor dierenwinkels en lokale fokkers, aangezien een enkele mannelijke kanarie al voor ongeveer 30 euro in België wordt verkocht en een vrouwtje voor ongeveer 20 euro. De prijzen zijn ongeveer hetzelfde voor zebravinken en grasparkieten, en 50% tot 100% hoger voor "speciale" vinken zoals goudvinken. Vogelbeurzen en markten voor levende vogels trekken ook veel mensen aan. Bovendien worden sommige soorten gekweekt vanwege hun zeer hoge waarde; bijvoorbeeld, in het geval van kanaries, worden de mannelijke en vrouwelijke exemplaren met bijzonder genetisch potentieel gepresenteerd in de nationale en internationale wedstrijden voor hun houding (de Bossu Belge), de kleur (rood mozaïek) of voor hun lied (Harzer). Bijgevolg kunnen de nakomelingen worden verkocht voor sterk verhoogde prijzen. Baby papegaaien worden snel uit het nest verwijderd en bijvoorbeeld met spuiten gevoed door hobbyfokkers. Een papegaai reageert als een kieviet: wanneer eieren worden weggehaald, legt ze er extra voor. Telers krijgen op die manier niet drie maar zes eieren per ronde. Dat scheelt behoorlijk wat geld. De Afrikaanse grijze papegaai levert snel 700 euro op. De pop, de vrouwelijke papegaai, wordt letterlijk gemolken en wordt niet oud. Meerdere keren per jaar worden deze prachtige vogels naar shows en wedstrijden gebracht, om te ruilen of te verkopen. Exotische vogels zoals grotere papegaaien, ara's of kaketoe worden legaal of illegaal verhandeld vanuit Azië of Zuid-Amerika. Deze vogels staan nog steeds hoog op de lijst van populaire huisdieren en zijn ook rijkelijk vertegenwoordigd in dierentuinen en parken.

Hoe brengen tropische vogels en duiven ziekten over op mensen?

Van de besmettelijke ziekten die door kooivogels op de mens worden overgedragen, zijn een aantal zodanig aangepast dat ze van mens op mens kunnen overgaan en epidemieën kunnen veroorzaken. Dit besmet ook mensen die geen vogels houden of fokken.

- Zeer besmettelijke papegaaienziekte (Chlamydia psittaci), ornithose (Chlamydia pneumoniae) en pneumonie (Chlamydia pneumoniae en TWAR)
- Infectieuze darmontsteking veroorzaakt door Salmonella typhimurium
- Besmettelijke vogelgriep (Influenza A (viair) Virus H5N1 - H7N9)

Chlamydia pneumoniae is tegenwoordig een belangrijke oorzaak van longontsteking. Chronische infectie met Cp kan longkanker, hart- en vaatziekten en de ziekte van Alzheimer veroorzaken. Chlamydia pneumoniae (Cp) infecties hadden aanvankelijk een mild verloop. Bij herhaling treden ernstiger symptomen op. Deze kleine, stiekeme bacterie veroorzaakt acute ademhalingsziekten en tot 20% van de longontsteking bij volwassenen. De aangepaste vorm ontwikkelde het vermogen om zich gemakkelijk van persoon tot persoon te verspreiden. Bijna iedereen kan tijdens zijn leven minstens één keer besmet worden met Cp en infecties kunnen chronisch worden.

Herbesmetting tijdens de looptijd is gebruikelijk, vooral onder vogelaars en vogelkwekers. Chlamydia psittacosis heeft zich aangepast in West-Europa en ornithosis en Chlamydia pneumonia waren hiervan het gevolg.

Chlamydia pneumoniae is de gehumaniseerde vorm van de zoönotische Chlamydia psittaci -> ornithosis -> TWAR -> Chlamydia pneumoniae. Chlamydia psittaci heeft zich kunnen aanpassen en is tegenwoordig een overdraagbare ziekte van persoon tot persoon via de luchtwegen en heeft zich wijd verspreid in de samenleving (Grayston JT). De oorspronkelijke bron is de import van grote aantallen tropische vogels uit Zuid-Amerika en het kweken van tropische vogels, vaak in combinatie met een postduif hobby.

Postduivensport

De Nederlandse Postduiforganisatie (NPO) in Utrecht had 55.000 leden in 1982, met een gemiddelde van 30 postduiven (100 na het broedseizoen). De leden van de NPO hebben ongeveer 1-2 miljoen duiven met elkaar, afhankelijk van het seizoen. Leden handelen onderling en met de fans van de sport in België. Er zijn bijna geen commerciële postduivenhandelaren, tenzij een vogelhandelaar toevallig zelf duiven kweekt. Het fokken van postduiven is een verslaving onder liefhebbers geworden. De echte duivenhouder kent elk van zijn duiven en brengt het grootste deel van zijn vrije tijd op het hok door. Hij plaatst weddenschappen op de prestaties van zijn vogels en kan zijn investering vele keren terugvorderen wanneer zijn vogel als eerste eindigt. Er is een goed ontwikkeld systeem van pootringen en tijdklokken.

Vooral wanneer postduiven of sierduiven met andere vogels worden gehouden, verspreiden ze allerlei vogelgriep. Bij transport voor handel, of tijdens dagtochten, waarbij duiven vele malen per jaar naar België, Frankrijk, Spanje of Engeland worden gebracht, worden de vogels in grote manden gestuurd, waar er voldoende gelegenheid is voor een brede verspreiding van verontreinigde uitwerpselen. Eerder werd gedacht dat geïmporteerde, vaak illegale vogels, de belangrijkste bron voor besmetting waren, maar veel binnenlandse vogels en duiven die in eigen land zijn gefokt, zijn nu ook besmet geraakt. In 2010 werd de aanwezigheid van de papegaaienziekte onderzocht in 32 Belgische duivenfokkerijen en bij 61 wild vliegende duiven die werden gevangen in de stad Gent, België. Bovendien werd de overdracht van de bacteriën onderzocht in deze fokbestanden. Tenminste één van de hokken was positief in 13 van de 32 (40,6%) duivenhokkenbestanden.

Menselijke infectie werd ontdekt bij 4 van de 32 (12,5%) duivenliefhebbers. Deze studie toont duidelijk het mogelijke risico aan van overdracht van duiven op mensen voor de tropische papegaaienbacterie.

- **Duivenfokkers gebruiken vaak (37,5%) antibiotica voor de preventie van aandoeningen aan de luchtwegen**

Bij een onderzoek in Schotse ziekenhuizen (Gardiner AJ 1992) werden 143 longkankerpatiënten van alle leeftijden vergeleken met 143 controles met cardiovasculaire aandoeningen en 143 controles met orthopedische aandoeningen. Ze vonden een 3,9 keer verhoogd risico op longkanker bij het houden van duiven; voor de jongere leeftijdsgroep 55-64 jaar vonden ze een significant 5,6 keer verhoogd risico op longkanker in verband met het houden van duiven (95% BI 1,58-20). Waarschijnlijk waren er meer actieve duivenkwekers in de jongere leeftijdsgroep.

Binnenluchtvervuiling

Aanzienlijk verhoogde stofniveaus worden gemeten in huishoudens waar vogels worden gehouden. Fijnstof met een diameter van 2,5 micron of minder is het belangrijkste gezondheidsrisico van (binnen) luchtvervuiling. Het aantal deeltjes van ongeveer 2 micron neemt toe in huishoudens waar vogels worden gehouden. Vogelaars, en met name vogelkwekers, hebben een verhoogd risico op infectie met lokale schade aan het weefsel en allergische reacties in het longweefsel. Vanwege overmatige slijmproductie is er meer afvoer uit de logblaasjes bij rokers dan bij niet-rokers. Als gevolg hiervan worden de stofoverlast en de antigeenbelasting verplaatst van de longblaasjes naar de kleinere luchtpijpjes bij de vogelhouder die rookt. De antigenen bereiken de kleinste longblaasjes in kleinere hoeveelheden en de immuunresponsen en ontstekingen treden sterker op in kleinere bronchiën.

De kleinere bronchiën zijn de voorkeurslocatie van longkanker.

Zowel het roken als het houden van vogels zijn uiteindelijk verantwoordelijk voor de slechte werking van de "longreinigingsdienst" en een tekort aan afweereiwitten. Het resultaat is minder bescherming van de long slijmvliescellen tegen continu allergeen en fijn materiaal dat neerslaat op de dunne slijmlaag van de kleinere luchtpijpjes en vervolgens longkanker. Het is daarom waarom de meeste longtumoren zich ontwikkelen in de kleinere luchtpijpjes, op enige afstand van de longblaasjes, waar gassen en stofdeeltjes in eerste instantie circuleren.

Zowel roken als vogels thuishouden verhoogt het stofgehalte van de lucht in huis.

- Stofdeeltjes van vogelkooien en tabaksrook zijn potentieel schadelijker dan de deeltjes die in de buitenlucht voorkomen (bijv. Pollenkorrels, as, roetdeeltjes en zandkorrels).
- Er is alle reden om bijzondere aandacht te schenken aan de vogelkwekers onder de rokers.

Felderhof-Hoytema (1987) volgde 699 schoolkinderen van 4 tot 16 jaar in Den Haag. Van deze kinderen had 39,6% vogels thuis. Bij kinderen met een of meer kooivogels thuis, had 50,9% symptomen van chronische niet-specifieke longziekte vergeleken met 19% bij kinderen zonder kooivogels thuis. Omgerekend betekent dit dat 50% van de meer ernstige vormen van CNSLD verband houden met de aanwezigheid van kooivogels thuis.

- Het ligt meer voor de hand om fijnstofniveaus in huishoudens met vogels te meten dan in klaslokalen

Longkanker in Nederland

Als huisarts vroeg ik me af in de jaren zeventig, waarom zijn zoveel mensen voortijdig ziek en sterven ze vóór de leeftijd van 60 jaar? De zoektocht begon voor mij na de eerste tien longkankerpatiënten die ik tegenkwam. Hiervan waren er 6 vogelhouders / fokkers.

Hogere sterfte vóór de leeftijd van 60 jaar onder degenen die vogels hielden en fokken

Tijdens de onderzoeksperiode vonden 28 sterfgevallen plaats vóór de leeftijd van 60 jaar, waarvan 19 bij mannen en 9 bij vrouwen. Er was geen significante toename in sterftecijfers onder degenen die honden, katten of knaagdieren hielden, maar er was een significante toename, zowel bij mannen als bij beide geslachten, bij degenen die vogels hielden. Er vielen tien doden bij patiënten die intensief contact hadden met vogels. Drie gevallen vallen op:

- De jongen, die op 17-jarige leeftijd stierf aan botkanker in zijn been, hield en fokte continu minstens 100 tropische zangvogels in een kelder. U kunt zich zijn risico voorstellen van herhaalde vogelgriep en het optreden van bloed- en beenmerg-sepsis met langzame aanhoudende infectie.
- Een echtpaar werd van 1971 tot 1979 onderzocht na 3 jaar huwelijk. De man had oligospermie. In 1976 had de man een aspecifiek longinfiltraat en vanaf dit moment epileptische aanvallen. In 1984 stierf de man 47 jaar oud aan een ethmoid sinus carcinoma. Er zijn geen kinderen geboren (gravida 0). Voor het huwelijk had de man een volière met een papegaai en grasparkieten en een duiventil. Na het

huwelijk heeft het echtpaar ongeveer 15 paar kanaries permanent op hun bovenste verdieping gehouden en gefokt.

• Een ander koppel werd van 1975 tot 1980 onderzocht na 6 jaar huwelijk. De man had ejaculatie impotentie. In april 1980 stierf de man, 32 jaar oud, plotseling tijdens het joggen in de duinen. Postmortemonderzoek toonde aortaklepstenose met calcificatie en tekenen van endocarditis. Er zijn geen kinderen geboren. De man hield en fokte vogels in zijn jeugd en had een volière in zijn slaapkamer boven zijn opklapbed met veel paren tropische vogels. Zijn vader stierf op 50-jarige leeftijd aan longkanker. Nadat het echtpaar huwde, hielden ze een papegaai, een Japanse nachtegaal, twee grasparkieten en een Mozambique.

Het risico op longkanker voor mannen jonger dan 65 jaar was zesmaal verhoogd bij degenen die vogels hielden

Zowel bij de studie in het ziekenhuis als in de huisartsenpraktijk in Den Haag was het risico op longkanker bij mannen jonger dan 65 jaar zes keer verhoogd bij degenen die vogels in huis hadden gehouden 5 - 14 jaar vóór de diagnose van de longkanker. Deze bevinding, gekoppeld aan het feit dat één huishouden op drie of vier vogels hield in Den Haag, houdt in dat meer dan 50% van het totale aantal longkanker bij mannen onder de 65 jaar in Den Haag kon worden toegeschreven aan het houden/fokken van vogels.

De bevinding van een verband tussen longkanker en het houden/ fokken van vogels voor mannen jonger dan 65 jaar wordt ondersteund door een studie in West-Berlijn (Kohlmeier L 1992). Twee studies vonden een relatie voor longkankerpatiënten jonger dan 55 jaar (Jöckel KH 2002, Kocazeybek B 2003). De studie in Schotland (Gardiner AJ 1992) vond een significante relatie met het houden van duiven voor patiënten van 55-64 jaar oud. En de studie in Taipei (Ger LP 1992) vond ook een significante relatie tussen duiven houden en longkanker. Anttila TI 2003 vond in een prospectieve studie van Finse vrouwen ook een significant verband tussen Chlamydia pneumoniae-infectie en longkanker, ook bij niet-rokende vrouwen.

Longkankerexperiment met laboratoriumdieren

Langdurige studies met sigarettenrookmachines, bij hamsters, honden en apen toonden geen statistisch significante toename van kwaadaardige tumoren in de luchtwegen, hoewel zeer lange blootstellingen en hoge doses rook werden gebruikt (Coggins CR 2001). Deze inhalatiestudies werden uitgevoerd zonder bijkomende infectie van de luchtwegen van de proefdieren. De tabaksindustrie heeft de studies al lang aangehaald als bewijs voor geen toename van longkanker door roken.

Onlangs (Chu DJ 2012) werd een diermodel voor longkanker ontwikkeld door herhaalde injectie van Chlamydia-pneumonie in luchtwegen van ratten, met of zonder het meest kankerverwekkende bestanddeel van de sigaret benzo (a) pyreen. Met de combinatie van benzo (a) pyreen en de bacterie van tropische vogelgriep in de spray kreeg 44% van de laboratoriumratten longkanker.

Chlamydia pneumonie is een onafhankelijke risicofactor voor longkanker gebleken.

De gecombineerde factoren van roken en chronische Cp-infectie hebben effecten op elkaar en leiden tot een sterk verhoogd risico op longkanker.

Chu DJ, Guo SG, Pan CF, Wang J, Du Y, Lu XF, Yu ZY (2012) An experimental model for induction of lung cancer in rats by Chlamydia pneumoniae. Asian Pac J Cancer Prev. 2012; 13 (6): 2819-22 https://www.ncbi.nlm.nih.gov/pubmed/22938465[1]

---

1.   http://www.ncbi.nlm.nih.gov/pubmed/22938465

Follow-up referenties longkanker studies

Anttila TI, Koskela P, Leinonen M et al. (2003) Chlamydia pneumoniae Infection and the Risk of Female Early-Onset Lung Cancer. Int J Cancer:107,681-682 https://www.ncbi.nlm.nih.gov/pubmed/14520711[1]

Bruu AL, Haukenes G, Aasen S, Grayston JT, Wang SP, Klausen OG, Myrmel H, Hasseltvedt V (1991) Chlamydia pneumoniae infections in Norway 1981-87 earlier diagnosed as ornithosis. Scand J Infect Dis 23(3):299-304

Chaturvedi AK et al. (2010) Chlamydia pneumoniae infection and risk for lung cancer. Cancer Epidemiol Biomarkers Prev 1498-1505 https://www.ncbi.nlm.nih.gov/pubmed/20501758[2]

Chu DJ, Guo SG, Pan CF, Wang J, Du Y, Lu XF, Yu ZY (2012) An experimental model for induction of lung cancer in rats by Chlamydia pneumoniae. Asian Pac J Cancer Prev. 2012;13(6):2819-22 https://www.ncbi.nlm.nih.gov/pubmed/22938465[3]

Chu DJ, Yao DE, Zhuang YF, Hong Y, Zhu XC, Fang ZR, Yu J and Yu ZY (2014) Azithromycin enhances the favorable results of paclitaxel and cisplatin in patients with advanced non-small cell lung cancer. Genet. Mol. Res. 13(2):2976-2805 https://www.ncbi.nlm.nih.gov/pubmed/24782093[4]

Coggins CR (2001) A review of chronic inhalation studies with mainstream cigarette smoke, in hamsters, dogs, and nonhuman primates. Toxicol Pathol. 2001 Sep- Oct;29(5):550-7

Felini M, Preacely N, Shah N, Christopher A, Sarda V, Elfaramawi M, Sall M, Bangara S, Gandhi S, **Johnson ES** (2012) A case-cohort study of lung cancer in poultry and control workers: occupational findings. Occup Environ Med. 2012 Mar;69(3):191-7

Ferreri AJ, Dolcetti R, **Magnino** S ey al. (2007) A woman and her canary: a tale of chlamydiae and lymphomas. J Natl Cancer Inst. 2007 Sep 19;99(18):1418-9 https://www.ncbi.nlm.nih.gov/pubmed/17848672[5]

Gardiner AJ, Forey AB, Lee PN (1992) Avian exposure and bronchiogenic carcinoma. Br Med J 305 :989-992 https://www.ncbi.nlm.nih.gov/pubmed/1458146[6]

---

1. http://www.ncbi.nlm.nih.gov/pubmed/14520711

2. http://www.ncbi.nlm.nih.gov/pubmed/20501758

3. http://www.ncbi.nlm.nih.gov/pubmed/22938465

4. http://www.ncbi.nlm.nih.gov/pubmed/24782093

5. http://www.ncbi.nlm.nih.gov/pubmed/17848672

6. http://www.ncbi.nlm.nih.gov/pubmed/1458146

Ger LP, Liou SH, Shen CV, Kao SJ, Chen KT (1992) Risk factors of lung cancer.J. Formos Med Assoc Sep; 91 Suppl 3:222-231 https://www.ncbi.nlm.nih.gov/pubmed/1362909[7]

Holst PAJ 1997 Risk of lung cancer needs to be studied in younger patients who keep and breed pet birds. Br Med J (1997) 314, 1353

Jackson LA, Wang SF, Nazar-Stewart V, Grayston IT, Vaughan IL (2000) Association of ChIamydia pneumoniae immunoglobin A seropositivity and risk of lung cancer. Cancer Epidemiol Biomarkers Prev 9(11): 1263-1266 https://www.ncbi.nlm.nih.gov/pubmed/11097237[8]

Johnson ES, Ndetan H, Lo KM (2010) Cancer mortality in poultry slaughtering / processing plant workers belonging a union pension fund. Environ Res 110(6):588-94 https://www.ncbi.nlm.nih.gov/pubmed/20541185[9]

Johnson ES (2012), Choi Km. Lung cancer risk in workers in the meat and poultry industries - a review. Zoonoses Public Health 59(5):303-13 https://www.ncbi.nlm.nih.gov/pubmed/22332987[10]

Jöckel KH, Pohlabeln H, Bromen K, Ahrens W, Jahn I (2002) Pet Birds and risk of lung cancer in North-Western Germany. Lung Cancer Jul;37(1)29-34

Kocazeybek B (2003) Chronic Chlamydophila pneumoniae infection in lung cancer, a risk factor: a case-control study. J Med Microbiol 52(8):721-6

Kohlmeier L, Arminger A, Bartolomeycik S, Bellach B, Rehm J, Thamm M (1992) Pet birds as an independent risk for lung cancer: Case-control study. Br Med J 305:986-989 https://www.ncbi.nlm.nih.gov/pubmed/1458145[11]

Koyi H, Branden E, Gnarpe J, Gnarpe H, Arnholm B, Hillerdal G (1999) Chlamydia pneumoniae may be associated with lung cancer. Preliminary report on a seroepidemiological study. APMIS 107(9):828

Laurilla AL, Antilla T, Laara E, Bloigu A, Virtamo J, Albanes D, Leinonen M, Saikku P (1997) Serological evidence of an association between Chlamydia pneumoniae infection and lung cancer. Int J Cancer 20;74(1)1-34

Littman AJ Jackson LA, Vaughan TL (2005) Chlamydia pneumoniae and lung cancer: epidemiologic evidence. Cancer Epidemiol Biomarkers Prev. 14(4):773-8 https://www.ncbi.nlm.nih.gov/pubmed/15824142[12]

7.   http://www.ncbi.nlm.nih.gov/pubmed/1362909

8. http://www.ncbi.nlm.nih.gov/pubmed/11097237

9.   http://www.ncbi.nlm.nih.gov/pubmed/20541185

10.   http://www.ncbi.nlm.nih.gov/pubmed/22332987

11.   http://www.ncbi.nlm.nih.gov/pubmed/1458145

Mather JP, Roberts PE, Pan Z et al. (2013) Isolation of cancer stem like cells from human adenosquamous carcinoma of the lung supports a monoclonal origin from a multipotential tissue stem cell. PLoS One 4;8(12)

Zhan P, Suo LJ, Qian Q, Shen XK, Qiu LX, Yu LK, Song Y (2011). Chlamydia pneumoniae infection and lung cancer risk: a meta-analysis. Eur J Cancer Mar;47(5):742-7

https://www.ncbi.nlm.nih.gov/pubmed/21194924[13]

12. http://www.ncbi.nlm.nih.gov/pubmed/15824142
13. http://www.ncbi.nlm.nih.gov/pubmed/21194924

Midden Oosten

In 2013, toen ik over het Arabische schiereiland vloog, zag ik de geïntegreerde graancirkels van Saoedi-Arabië. Saoedische boeren voeden de productie van granen in de woestijn door ondergrondse watervoorraden te winnen. Een deel van dat water dateert 20.000 jaar, tot de laatste ijstijd, toen meer gematigde omstandigheden watervoerende lagen vulden. Op de grond zijn deze cirkels zo breed als de watervoerende lagen diep, ongeveer een kilometer. Sproeiers met centrale draaipiek putten uit het grondwater. Veel van de gewassen worden gekweekt om de intensieve vee-industrie te voeden. Kamelen worden zelden als vervoermiddel gebruikt. Dromedaris kamelen worden gefokt voor hun melk en vlees en om deel te nemen aan kamelenraces. Het Saoedische koninkrijk heeft een veelzijdig programma geïmplementeerd om grote hoeveelheden water te leveren, noodzakelijk om de spectaculaire groei van de landbouwsector te realiseren. Uitgestrekte ondergrondse waterreservoirs zijn afgetapt door diepe putten. Woestijn werd getransformeerd in vruchtbare landbouwgrond.

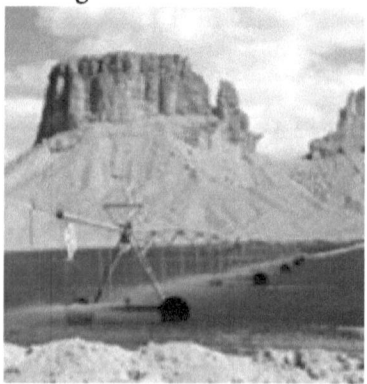

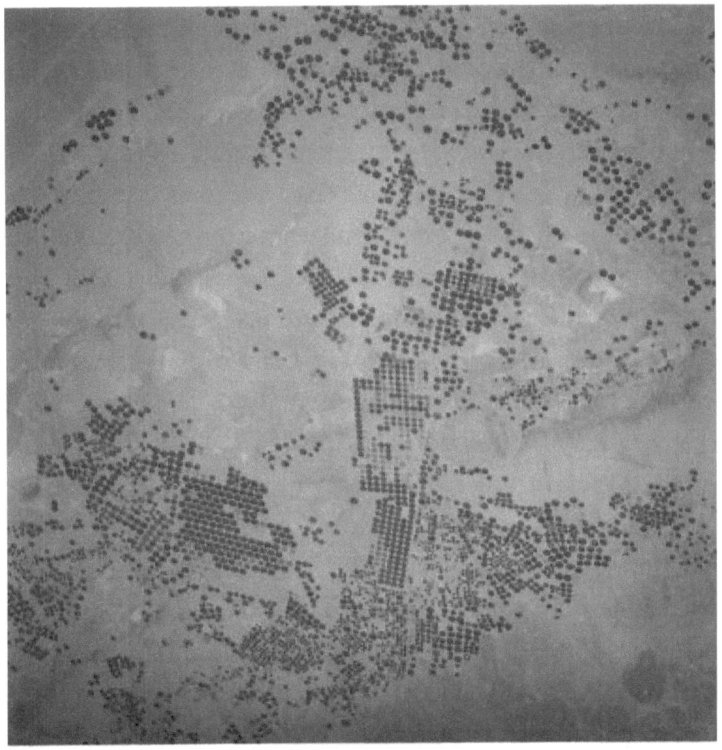

Graancirkels op het Arabische schiereiland

Dromedaris griep, van virus verspreidende jonge dromedarissen, is het gevolg van intensieve kamelen fokkerij op het Arabisch schiereiland. Er is een snelle stijging van het aantal gemelde besmettingen met Midden-Oosten Respiratoir Syndroom Corona Virus (MERS-CoV). Sinds juni 2012 heeft MERS-CoV heeft meer dan 1.814 mensen besmet, met 734 sterfgevallen (41%). De ziekte kwam voor het eerst voor op het Arabisch Schiereiland, in Saudi-Arabië en de Verenigde Arabische Emiraten. De bezorgdheid over de situatie is aanzienlijk toegenomen, met name zorgen over de verspreiding van de infectie in ziekenhuizen en bij contacten met patiënten. Dromedaris kameel griep is endemisch onder jonge dromedaris kamelen in Saoedi-Arabië. Zieke dromedaris kamelen scheiden corona-virussen uit hun neus af en soms in ontlasting. Pas onlangs delen mensen en dromedaris kamelen dezelfde corona virussen. Het corona-virus heeft zich eerst aangepast in de kuddes van de kameelfokkers, met grotere concentraties jonge dromedaris kamelen. Het fok- en speenseizoen is een factor. Jonge kamelen zijn vatbaarder voor kameelgriep, vanwege hun lagere immuniteitsstatus en ze bevorderen de virusversterking. Tegenwoordig circuleert de MERS-CoV van mens naar mens en is minder virulent. Deze gehumaniseerde corona virussen gaan door de luchtwegen en komen steeds vaker voor in de samenleving. Zonder de overdracht van deze kamelen griep te stoppen, zullen we meer menselijke gevallen in het Midden-Oosten blijven zien. Met de jaarlijkse Hadj Pelgrimage naar Mekka in oktober lopen meer dan 2 miljoen moslims, uit meer dan 180 landen, het risico om MERS- CoV te krijgen en verder te verspreiden naar hun thuislanden. Saoedische autoriteiten waarschuwen hun burgers voor het drinken van niet gepasteuriseerde kamelenmelk en raden hen aan handschoenen te dragen als ze voor de beesten zorgen. Alomtegenwoordigheid van de dieren, hun belang voor de economie van de regio en hun populariteit maken dat de overdracht van MERS-CoV op de kamelen naar de mens zal blijven plaatsvinden.

De vader van de huidige Syrische president beloofde zijn volk volle graanschuren en meer vleespotten. Ook in Syrië werden waterbronnen aangeboord om landbouw en veeteelt te bevorderen. Een droogteperiode en tekorten aan water verdreef de boerenbevolking massaal naar de steden. Grote sociale onrust was het gevolg. De volksopstand in Syrië wordt bruut neergeslagen. Armoede, oorlog, honger, hogere temperaturen, droogte en watergebrek doen steeds meer mensen vluchten uit het Midden-Oosten en Centraal Afrika.

India

Amerikaanse mannen krijgen 23 keer meer prostaatkanker dan mannen in India. Amerikanen krijgen tussen de 8 en 14 keer meer melanoom, 10 tot 11 keer meer darmkanker, 9 keer meer endometriumkanker, 7 tot 17 keer meer longkanker, 7 tot 8 keer meer blaaskanker, 5 keer meer borstkanker en 9 tot 12 keer meer nierkanker. Dit is niet slechts 5, 10 of 20 procent meer, maar 5, 10 of 20 keer meer. Honderden procent meer borstkanker, duizenden procent meer prostaatkanker, verschillen groter dan die gevonden in de China Study.

Omdat Indiërs een zesde van de wereldbevolking vormen met een van de hoogste kruidenconsumptie ter wereld, hebben epidemiologische studies in dit land een groot potentieel om ons begrip van de relatie tussen voeding en kanker te verbeteren. De lagere percentages kanker zijn natuurlijk niet alleen te wijten aan een hogere kruideninname.

Verschillende voedingsfactoren kunnen bijdragen aan het lage algehele percentage kanker in India. Onder hen zijn een "relatief lage inname van vlees en een voornamelijk plantaardig dieet, naast de hoge inname van kruiden." Veertig procent van de Indiërs zijn vegetarisch, en zelfs degenen die vlees eten, eten niet veel vlees. En het is niet alleen wat ze niet eten, maar ook wat ze meer eten. India is een van de grootste producenten en consumenten van verse groenten en fruit, en Indiërs eten veel peulvruchten (peulvruchten), zoals bonen, kikkererwten en linzen. Ze eten ook een grote verscheidenheid aan specerijen naast kurkuma dat, qua gewicht, de meest anti-oxidant bevattende klasse voedingsmiddelen ter wereld vormen (Holt PR).

China

Het is heel ongelukkig dat het Jaar van de Rat 2020 in China begint met een nieuwe coronavirus-epidemie, veroorzaakt door vleermuizen, ook wel de vliegende ratten genoemd. Chinezen eten alles met poten, behalve stoelen. Mensen in veel delen van de wereld eten vleermuizen en verkopen ze op markten voor levende dieren, wat de oorzaak was van SARS en de nieuwste coronavirus-epidemie die in Wuhan begon. Op de Wuhan live-markt worden exotische dieren zoals slangen, schildpadden, vleermuizen, vossen en stekelvarkens verkocht voor consumptie. Zelfs civetkatten, een katachtig wezen, behoorden nog steeds tot de tientallen soorten die op een uitgebreide prijslijst stonden voor een van de handelsbedrijven voor dieren op de Wuhan- markt. Vleermuizen herbergen een groter aandeel zoönoses dan alle andere zoogdieren. Ze zijn ook een ongelooflijk diverse groep, die ongeveer een kwart van alle zoogdieren uitmaakt. Hun vermogen om samen te leven met virussen die kunnen overlopen naar andere zoogdieren, in het bijzonder mensen, kan verwoestende gevolgen hebben wanneer we ze eten, verhandelen op veemarkten en hun territorium binnendringen.

- Het stoppen van de verkoop van dieren in het wild op markten is van essentieel belang om toekomstige uitbraken van ziekten die overgaan van dieren op mensen te beperken.
- **Het besluit, genomen door het Chinese Nationale Volkscongres op 24 Februari 2020, bepaalt dat de illegale consumptie van en handel in wilde dieren "zwaar gestraft" zal worden, evenals de jacht, de handel of het vervoer van wilde dieren met het oog op consumptie, is een goed begin.**

Verre Oosten, Japan en Korea

In Japan en Korea is de grootschalige invoer van rund- en varkensvlees na de Tweede Wereldoorlog, respectievelijk na de Koreaanse Oorlog begonnen. In 1970 in Japan en 1990 in Korea werd een sterke stijging van de aantallen van darmkanker vastgesteld. De consumptie van gebakken rundvlees (bijvoorbeeld shabu-shabu, Koreaanse yukhoe en Japanse yukke) werd in beide landen erg populair. Een specifieke vleesfactor, die vermoedelijk één of meer thermo resistente potentiële kankerverwekkende rundervirussen (bijvoorbeeld polyoma-, papilloma- of enkelstrengs DNA-virussen) is, kan het rundvlees verontreinigen en leiden tot latente infecties in het darmkanaal.

zur Hausen H, Red meat consumption and cancer: reasons to suspect involvement of bovine infectious factors in colorectal cancer. Int J Cancer. 2012 Jun 1;130(11):247 https://www.ncbi.nlm.nih.gov/pubmed/22212999[1]

Een verhoogde consumptie van energie, dierlijk vet en rood vlees, heeft zich de afgelopen decennia in Oost-Azië voorgedaan. Gegevens over sterftecijfers van kanker van de borst, dikke darm, prostaat, slokdarm en maag voor China (1988- 2000), Hongkong (1960-2006), Japan (1950-2006), Korea (1985-2006)

en Singapore (1963-2006) werden verkregen van de WHO. In de geselecteerde landen (behalve borstkanker in Hongkong) is een merkbare stijging van de sterftecijfers van borst-, dikke darm- en prostaatkanker en een neergaande afname van die van slokdarm- en maagkanker in de studieperiodes waargenomen. Bijvoorbeeld, de jaarlijkse procentuele stijging van de sterfte bij borstkanker was 5,5% voor de periode 1985-1993 in Korea en de sterftecijfers voor prostaatkanker namen van 1958 tot 1993 in Japan met 3,2% per jaar. Deze veranderingen in de kankersterfte volgden ~ 10 jaar na de

overgang naar meer industrieel bereide voeding, hamburgers, suikerhoudende dranken en fast food in deze landen.

---

1.   http://www.ncbi.nlm.nih.gov/pubmed/22212999

Zhang J, Dhakai IB, Zhao Z, Li L (2012) Trends in mortality from cancers of the breast, colon, prostate, esophagus, and stomach in East Asia: role of nutrition transition.
Eur J Cancer Prev 2012 Sep;21(5):480-9
https://www.ncbi.nlm.nih.gov/pubmed/22357483[2]

De sterftecijfers voor prostaatkanker zijn dramatisch gestegen (25x) in Japan na de Tweede Wereldoorlog. Na de oorlog is het verbruik van melk 20x, van vlees 9x en van eieren 7x gestegen. Melk bevat grote hoeveelheden oestrogenen plus eiwitten en verzadigde vetten. De recente stijging van het gebruik ervan zijn waarschijnlijk de oorzaak van de sterke stijging van prostaatkanker in Japan.

Ganmaa D, Li XM, Qin LQ et al. The experience of Japan as a clue to the etiology of testicular and prostatic cancers. Med Hypotheses. 2003 May;60(5):724-30

Polynesië

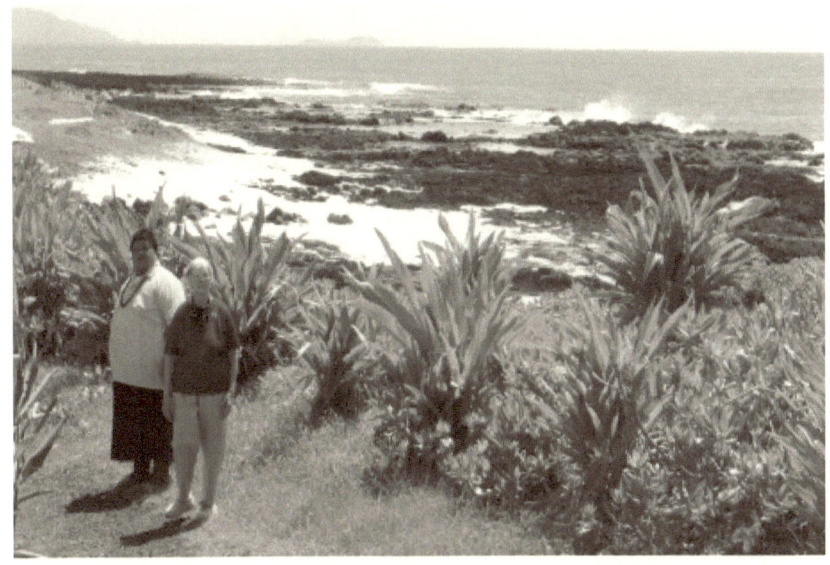

De inwoners van Tuvalu, Fiji, Samoa en de Cook Eilanden kampen massaal met overgewicht. Volgens de Wereld gezondheid organisatie (WHO) behoren negen van de tien dikste landen ter wereld tot de Pacific Eilanden. Tonga (4e, 90.8%), Samoa (6e, 80.4%) en USA (9e, 74.1%). Tot 95 procent van de volwassen bevolking heeft overgewicht in sommige landen. Het aantal mensen met obesitas, extreem overgewicht, varieert van 35 tot 50 procent. De Cook Eilanden (90.9 % overgewicht) staan op de derde plaats van de wereldranglijst. Iets meer dan de helft van de bevolking lijdt er aan obesitas.

Daarvoor zijn meerdere oorzaken. Ten eerste is dik zijn meer geaccepteerd. In Polynesië heerst daadwerkelijk de perceptie van 'big is beautiful". Goedkoop fabrieksmatig verwerkt voedsel heeft het oorspronkelijke dieet van verse vis en groente vervangen. Verse vis is relatief duur, met dit geld kun je meerdere

hamburger maaltijden kopen. Een fles cola is hier goedkoper dan een fles water.

https://youtu.be/RSwpX15ZNcA

Tabaksverslaving

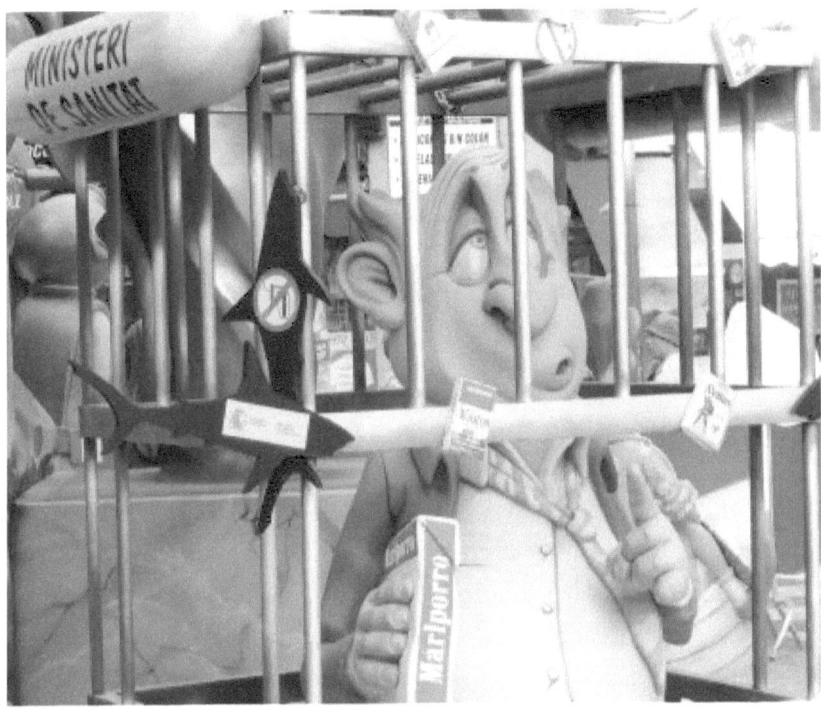

- We worden allemaal blootgesteld aan sigarettenrook en, in het bijzonder, aan een van de belangrijkste kankerverwekkende ingrediënten: benzo (a) pyreen.

- Rokers die rook diep inademen en voor 2 - 3 seconden de rook in hun longen houden, door langzaam uit te ademen, hebben een grotere afzetting van deeltjes van 1 - 3 μm in hun luchtwegen. Het proces van absorptie van waterdamp door hygroscopische deeltjes in sigarettenrook is herkenbaar.

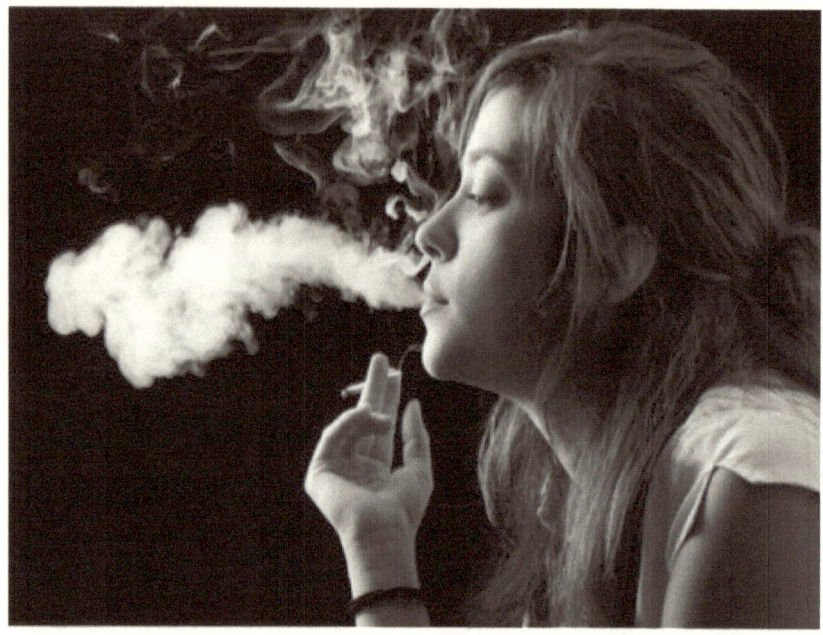

Irritatie van de slijmvliezen van de luchtwegen, als gevolg van roken, leidt tot verhoogde slijmproductie. Op den duur veroorzaakt de zware rokers eerste sigaret van de ochtend niet genoeg irritatie meer om al het slijm, dat in de nacht is verzameld, op te hoesten. Er ontstaat een drainageprobleem met ophoping van slijm en een afname van de diameter van kleinere luchtpijpjes. Ophoping van slijm verhoogt het risico op infectie en allergische processen als ingeademde micro-organismen en antigenen deze gebieden kunnen bereiken. Sommige rokers hoesten en brengen slijm op. Anderen ontwikkelen een ernstig bronchiaal obstructief syndroom, waarin hoesten samengaat met kortademigheid en piepende ademhaling.

- **Rokers met kortademigheid, hoesten en piepende ademhaling in de borst zijn personen die de meeste longtumoren ontwikkelen**

Bio-industrie

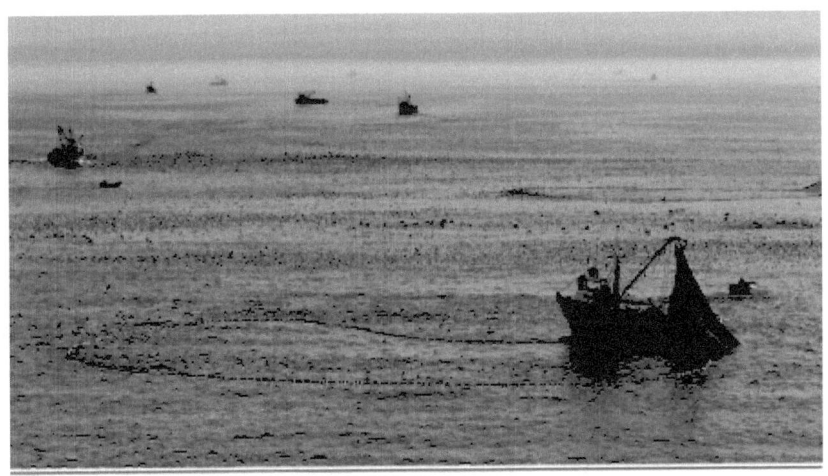

Ansjovis uit het zuidoosten van de Grote Oceaan worden als veevoer aan Europa's fabrieksboerderijen verkocht. Ongeveer een derde van de totale visvangst wordt gevoed aan consumptiedieren, meestal gekweekte vis, varkens en kippen. Europese vissers worden verplicht om in het jaar 2020 alle bijvangsten aan land te brengen. Naast de bijvangsten, produceert ook de visverwerkende industrie een aanzienlijke hoeveelheid herbruikbare afvalstoffen, zoals huiden, botten, viskoppen en inwendige organen. Door hydrolyse van de vis uit de bijvangsten en visresten kan vismeel worden gemaakt, waar een grote behoefte aan is. Vooral bij de viskwekerijen in de Middellandse zee. Tonijn, zalm, koeien, varkens en kippen groeien sneller en vetter door vismeel. Meer winst valt te behalen en de tijd tot de slacht wordt hierdoor bekort. Voor productie van visolie en vismeel is de afgelopen decennia ongeveer 20-30 miljoen ton vis, ansjovis, haring, makreel en sprot soorten uit de zuidoostelijke Grote Oceaan verwijderd.

Duizend jaar geleden zijn de vissers in Europa door overbevissing van de binnenwateren de kustwateren gaan bevissen. 500 jaar geleden heeft de afname van de visbestanden in de kustwateren geleid tot het diepzee bevissen met steeds grotere trawlers. Wereldwijd wordt 20 miljard jaarlijks aan subsidies uitgereikt. In subsidies voor brandstof alleen wordt 6,3 miljard besteed; een extra 8 miljard gaat naar het onderhoud van de grote havens.

Kleine visserij verbruikt 75% minder energie om hetzelfde volume van vis te vangen, milieuvriendelijker en met veel meer mensen. Schaf deze subsidies af en de industriële visvangst wordt een veel minder winstgevende onderneming.

Mega boerderijen met alleen koeien, kalveren, varkens of kippen voeden de dieren met sojameel, vismeel en lage doses antibiotica om de beesten sneller vet te mesten en meer winst te behalen. Het dierlijk vetgehalte van biefstuk, varkensvlees en kippenvlees is hierdoor drastisch toegenomen.

Welvaartsziekten als hart- en vaatziekten, verhoogde bloeddruk, overgewicht en suikerziekte nemen toe door voeding met een hoog gehalte aan verzadigd dierlijk vet.

Darmkanker

Een verhoogd risico op darmkanker is al geruime tijd aangetoond voor de consumptie van onvoldoende verhit rood vlees. Vis en kip verhogen dit risico niet, hoewel vergelijkbare of zelfs hogere concentraties van mogelijk kankerverwekkende chemische stoffen bij het braden of frituren vrijkomen. In Japan en Korea zijn rund- en varkensvlees op grote schaal ingevoerd na de Tweede Wereldoorlog en de Koreaanse Oorlog. Een sterke stijging van het aantal patiënten met darmkanker werd waargenomen na 1970 in Japan en na 1990 in Korea. De consumptie van onvoldoende verhit rundvlees (bijv., Shabu-shabu, Koreaans Yukhoe en Japanse Yukke) werd zeer populair in beide landen.

Runder leukemie virus als veroorzaker van darmkanker

Een specifieke rundvlees factor, vermoedelijk één of meer hittebestendige kankerverwekkende virussen (DNA-virus: polyoma-, en papillomavirus en RNA-virus: runder leukemie virus BLV) kan het rundvlees besmetten en na consumptie bij de mens latente en hardnekkige darminfecties veroorzaken. (zur Hausen H 2012)

Polyoma virussen in hamburgers

In gehakte rundvlees monsters zijn drie soorten polyoma virus aangetoond, die bestand zijn tegen BBQ temperaturen en kankerverwekkend zijn bij hun natuurlijke gastheren. Ook andere DNA-virussen, herpesvirus, adenovirus en circovirus zijn gevonden in runder- en varkensgehakt. Dierlijke virussen worden veelvuldig aangetroffen in vleesproducten en kunnen darmkanker bij de mens veroorzaken. Vooral de papilloma- en polyomavirussen zijn bestand

tegen medium verhitte steak tartaar, waarbij de centrale gedeelten van het vlees niet boven de 40 - 70 graden Celsius verhit worden. Deze virussen doorstaan 30 minuten 80 graden Celsius zonder al te veel hun vermogen om infecties te veroorzaken te verliezen. Deze virussen worden ook onvoldoende geïnactiveerd bij de pasteurisatie van melkproducten (Peretti A 2015).

Zuurvaste bacteriën en maagkanker

Twee Australische huisartsen, realiseerden zich dat mycobacteriën (zuurvaste organismen) de zure omgeving van de maag kunnen overleven, hetgeen andere ziekteverwekkende bacteriën niet kunnen. Ze ontdekten een van de belangrijkste menselijke pathogenen, Helicobacter pylori, die in staat zijn ernstige maag ontstekingsziekte te veroorzaken. Vervolgens werd ontdekt dat deze microben maagcarcinoom en maligne lymfomen veroorzaken.

Lichtman MA A Bacterial Cause of Cancer: An Historical Essay. Oncologist. 2017 May;22(5):542-548
https://www.ncbi.nlm.nih.gov/pubmed/28432224[1]

---

1.   http://www.ncbi.nlm.nih.gov/pubmed/28432224

Rauw eiwit van eieren en melkproducten

Onvoldoende verhitting van kippenei eiwitten

Industrieel verwerkt voedsel bevat een groot aandeel vloeibare kippenei- eiwitten die in sommige gevallen onvoldoende verhit verwerkt worden. Eieren worden losgelaten op crushers, eigeel en wit worden gescheiden, eierschalen en hagelkoorden worden door filters verwijderd en het eiwitproduct wordt verwarmd tot 56 ° Celsius. In Nederland (1983) werd 20.000 ton kippeneiwit geproduceerd voor de industrie, die marginaal gepasteuriseerd was en in sommige gevallen onvoldoende verhit was verwerkt. De banketbakker verwerkt een groot aantal producten die rauwe eieren bevatten. Dit kan het gepasteuriseerde eiwitproduct zijn of hij verwerkt verse eieren. De "witten" worden verzameld in een speciale bak. Ook huisvrouwen komen soms in contact met rauwe eiwitten bij het maken van taart beslag of desserts thuis. Of als ze de eiwitten opkloppen.

Rauwe eiwitten worden verwerkt in:

SUIKERGLAZUUR rauwe eiwitten met poedersuiker

ROOM FONDANT rauwe eiwitten met boter, suiker en likeur

OMELET SIBÉRIEN rauwe eiwitten met suiker

BAVAROIS rauwe eiwitten met suiker, room, gelatine, vruchten

ROOMIJS rauwe eiwitten met suiker, melk en room

En ook in

BIEFSTUK TARTAAR met een rauw ei

Rauwe melkproducten

Rauwe melk is melk van koeien, schapen of geiten die niet is gepasteuriseerd om schadelijke bacteriën te doden. Deze rauwe, ongepasteuriseerde melk kan gevaarlijke bacteriën bevatten, zoals Salmonella, E. coli en Listeria, die verantwoordelijk zijn voor het veroorzaken van talloze door voedsel overgedragen ziekten. Deze schadelijke bacteriën kunnen ernstige gevolgen hebben voor de gezondheid van iedereen die rauwe melk drinkt of voedingsmiddelen eet die zijn gemaakt van rauwe melk. Pasteurisatie is een proces dat schadelijke bacteriën doodt door melk gedurende een bepaalde periode tot een bepaalde temperatuur te verwarmen; als eerste ontwikkeld door Louis Pasteur in 1864, doodt pasteurisatie schadelijke organismen die verantwoordelijk zijn voor ziekten zoals listeriose, buiktyfus, tuberculose, difterie en brucellose. Hoewel pasteurisatie al meer dan 120 jaar kan bijdragen aan veilige, voedselrijke melk en kaas, blijven sommige mensen geloven dat pasteurisatie schadelijk is voor melk en dat rauwe melk een veilig en gezonder alternatief is.

Mythen en bewezen feiten over melk en pasteurisatie:

- Zowel rauwe melk als gepasteuriseerde melk kunnen wel allergische reacties veroorzaken bij mensen die gevoelig zijn voor melkeiwitten.
- Rauwe melk doodt geen gevaarlijke ziektekiemen uit zichzelf.
- Pasteurisatie vermindert niet de voedingswaarde van melk.
- Pasteurisatie betekent niet dat het veilig is om melk voor langere tijd uit de koelkast te laten, vooral niet nadat het is geopend.
- Pasteurisatie doodt wel schadelijke bacteriën en redt levens.

Borstkanker

Mensen worden blootgesteld aan kankerverwekkende virussen die dikwijls voorkomen bij dieren in de voedselketen, zoals leghennen, eieren, braadkippen en melkkoeien. Kippen leukemie ALV en rund leukemie BLV zijn RNA- virussen, die aangetoond zijn in borstkankercellen.

Boviene (rund) Leukemie Virus is aangetoond in borstkankercellen Borstkanker en eierstokkanker waren zeldzaam in Japan, in vergelijking met andere landen. De sterftecijfers nemen echter toe. Na de Tweede Wereldoorlog hebben zich veranderingen in leefstijl voltrokken in Japan. In de afgelopen 50 jaar (1947-1997), stegen de sterftecijfers van borst- en eierstokkanker 2- en 4-voudig, en de respectievelijke inname van melk, vlees en eieren steeg 20-, 10- en 7-voudig. De toename van de sterftecijfers van borstkanker en eierstokkanker zou te wijten zijn aan de verhoogde consumptie van dierlijke voeding, die zich hebben voorgedaan na 1945. Melk, zuivelproducten en eieren zijn hier debet aan (Buehring 2015).

Koeien zijn vaak besmet met boviene leukemie virus (BLV), een kankerverwekkend virus dat van de koe kan worden overgedragen aan het kalf via de melk of tijdens de geboorte. De meeste besmette runderen lijken gezond en de infectie is hardnekkig. Consumptie van niet-gepasteuriseerde zuivelproducten, of kaas gemaakt van rauwe melk, of onvoldoende verhit rundvlees bij de BBQ kan dit besmettelijke virus overdragen op de mens.

Ongeveer 38% van het rundvee, 84% van de melkveestapel, en 100% van fabrieksboerderij kuddes in de VS zijn besmet met BLV. Minder dan 5% van deze runderen krijgen leukemie. Met deze aandoening worden de beesten niet tot de Amerikaanse consumentenmarkt toegelaten. BLV circuleert met witte bloedcellen door het bloed van besmette runderen. BLV besmet ook de melkklier cellen van de koeien en geïnfecteerde cellen worden gevonden in koemelk (Lanou AJ). Pasteurisatie van de koemelk maakt het BLV onwerkzaam.

Buehring GC (2015) heeft aangetoond dat 39% van de mensen in een San Francisco Bay Area antilichamen tegen BLV in het bloed hebben, wat een indicatie is voor blootstelling aan BLV. Bijna alle koemelk bevat ook BLV rund leukemie virus. In een studie van 213 vrouwen is BLV gevonden in borstkankercellen, verwijderd van vrouwen, maar niet in gezond borstweefsel (Buehring GC 2014).

Eierstok- en eileiderkanker bij leghennen

Eierstokkanker doet zich vaak voor bij leghennen (Frederickson TN). Om deze reden worden ze meestal al na het eerste legjaar geslacht. Bij pluimveebedrijven worden legkippen niet ouder dan 24 maanden. Aviair Leukemie Virus (leukose) is een RNA-virus waar grote delen van het modern pluimveebedrijf mee besmet is en veel economische schade veroorzaakt. Het virus is aanwezig bij kippen en eieren. De mens wordt hieraan blootgesteld.

RNA-virussen zijn enkelstrengs eiwitten die zich niet nauwgezet delen. Als RNA-virussen zich delen binnen een gastheercel, maken zij nogal eens kopieën die verschillen van het origineel. Sommige van deze kopieerverschillen verhogen hun genetische variatie en overlevingskansen in de gastheer. Daarom is het, hoewel het vaak mogelijk is om met een duurzaam vaccin voor een DNA-virus te komen, erg moeilijk, zo niet onmogelijk, om er een voor een RNA-virus te maken. Dit maakt ook RNA-virussen erg moeilijk te behandelen met medicijnen.

Muizen besmetten de graanvoorraden ook met een virus dat nauw verwant is aan de RNA borstkankervirussen (Stewart TH 2000).Vrije uitloopkippen worden vaak buiten gehouden, zodat het risico op besmetting door de vervuiling van voedsel op de grond door muizenkeutels groter is. In de wintermaanden gaan muizen vaker naar pluimveebedrijven om voedsel te zoeken. Virus verspreidende muizen; besmetting van granen, kippenvoer en pluimvee; overdracht door besmette kippen van virussen naar de eieren; verwerking van rauw onvoldoende verhit eiwit in banketbakkers producten; zo komt het ALV bij de mens (Pham TD 1999).

Rauwe eiwitten bevatten vaak het leukemie virus

Borst- en darmkanker worden niet veroorzaakt door het inademen van slechte lucht. Een oorzakelijk verband zal eerder gevonden worden voor ziekteverwekkers in onze voeding. Dierlijke eiwitten in melk- en zuivelproducten, in vleesproducten en in ei- eiwitten dragen kankerverwekkende virussen met zich mee. Verbeterde laboratoriumtechnieken zorgen voor toenemend bewijs. In totaal werden 22.788 personen met lactose-intolerantie onderzocht, die geen melkproducten gebruikten, en vergeleken met personen die wel melkproducten gebruikten.

Het risico van long-, borst- en darmkanker bleek aanzienlijk verlaagd te zijn bij de groep die geen melkproducten gebruikten (Ji J 2015).

Zijn borstkanker en eierstokkanker ZOÖNOSEN?

De waarneming dat kippen met een nauw verwante vorm van muizen borstkanker virus (Mouse Mammary Tumor Virus) geïnfecteerd kunnen zijn, kan van epidemiologische betekenis zijn voor menselijke borstkanker. Kippen en eieren kunnen besmet worden door muizen die op de graanvoorraden afkomen. afkomen. Kippen en eieren kunnen op hun beurt het virus doorgeven aan mensen. Infectie van menselijke cellen door MMTV is reeds aangetoond (Indik S 2007). MMTV kan menselijke celkweken infecteren en is een mogelijke verklaring voor de vondst van MMTV bij patiënten met borstkanker.

De aantallen borstkanker die zich voordoen bij de mens variëren geografisch. Geen enkele omgevingsfactor heeft deze variatie kunnen verklaren. De hoogste incidentie van borstkanker wereldwijd treedt op in landen waar Mus domesticus de inheemse of ingevoerde soort huismuis is (Stewart TH 2000).

Borstklier stamcellen

Vrouwen die kinderloos zijn gebleven hebben onrijpe borstkliercellen met stamcel activiteit. Wanneer deze cellen geïnfecteerd raken leidt deze infectie tot ongecontroleerde celdeling. In de twintigste eeuw werd borstkanker ook wel de "nonnenziekte" genoemd. Voldragen zwangerschappen verminderen het risico op borstkanker en hoe hoger het aantal zwangerschappen, des te groter deze bescherming. Het risico op borstkanker vermindert met 7 % na elke voldragen zwangerschap. In het algemeen hebben vrouwen, die kinderen hebben gebaard, een 30 % lager risico dan kinderloze vrouwen.

Stamcellen in de borstklier zijn pas ontwikkeld na de eerste voldragen zwangerschap. Onrijpe kliercellen bezitten stamcel eigenschappen. De stamcel eigenschappen veroorzaken ongecontroleerde celdeling ten tijde van infectie of bij andere vormen van cel beschadiging. Borstkanker doet zich het meest voor bij kinderloze vrouwen en bij vrouwen rond de menopauze.

Biologische regressie van vrouwen begint rond de tijd van de menopauze en gaat gepaard met vermindering van afweerfuncties van lichaamscellen.

Smeltende gletsjers

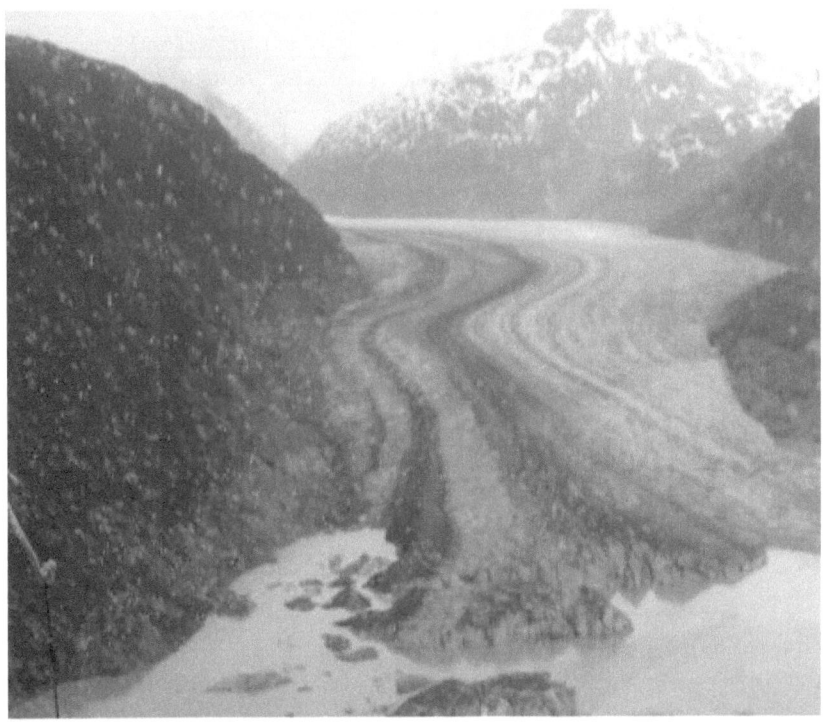

- Jaarlijks worden gletsjers in Alaska honderden meters korter door smelten van het ijs. https://youtu.be/HY671_UR-q

- In de USA stoot het vee ongeveer 5.5 miljoen m3 methaan uit, een broeikasgas dat 25 x krachtiger is dan CO2

De snelgroeiende vleesindustrie produceert meer broeikasgassen dan de uitlaatgassen van al het autoverkeer op aarde. Vlees, melk en eieren in onze voeding dragen meer bij aan de klimaatveranderingen in de wereld dan de uitlaatgassen van ons wagenpark. De veeteelt is verantwoordelijk voor tenminste 14.5% en volgens sommige studies zelfs 51% van door de mens veroorzaakte broeikasgassen

CE Delft, Fraunhofer Institute for Systems and Innovation Research and LEI Wageningen. Behavioural climate change mitigation options and their appropriate inclusion in quantitative longer-term policy scenarios. Delft, January 2012

Alle leven hangt af van de oceanen. De circulatie in de Noord-Atlantische Oceaan is vertraagd tot het laagste niveau sinds eeuwen. De vertraging van de golfstroom verwoest de visserij en zal leiden tot een stijging van de zeespiegel. Grote hoeveelheden stikstof uit kunstmest en mest worden jaarlijks verdeeld over landbouwgrond. Ongetwijfeld verhoogt het de gewasopbrengst, maar planten absorberen het niet volledig, zodat meer kunstmest en dierlijk afval wordt toegevoegd dan de planten nodig hebben. Slechts een fractie van wat op de grond wordt aangebracht, komt in de gewassen terecht. De rest stroomt naar onze rivieren. Stikstof- en fosforgehaltes, hoeveelheid dode organismen nemen toe in de Golf van Mexico, de Rhône-delta, de Noordzee, de Baltische Zee en de Adriatische Zee. Zuurstofniveaus dalen in deze kustwateren.

(Phillip Lymbery. 2017).

Woestijnvorming

Allan Savory. https://youtu.be/vpTHi7O66pI

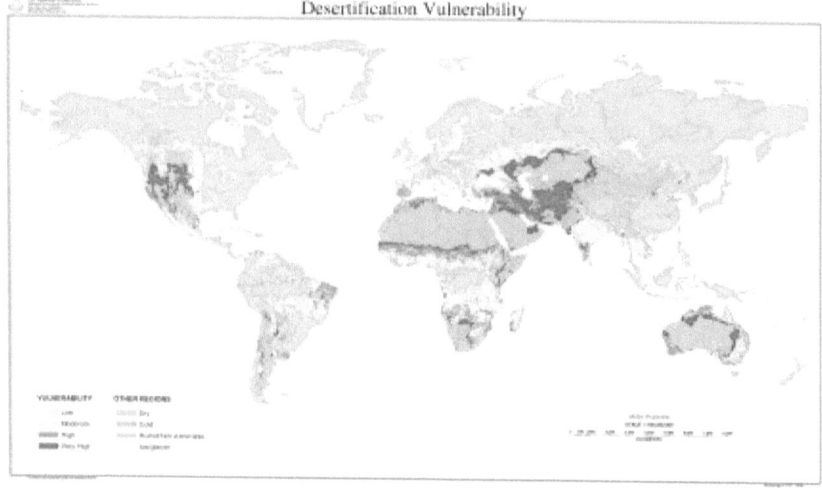

Desertification Vulnerability

- Toen mensen het vuur beheersten, taal en wapens zoals bijlen en speren ontwikkelden, werden ze formidabele rovers. Dit was met name het geval in de graslanden waar hun prooi in kuddes liep. De graslanden met hun diepe, water- en koolstof- houdende bodems hadden zich gedurende miljoenen jaren ontwikkeld dankzij het evenwicht tussen grazende dieren, en de roofdieren die zich met hen voedden.

- Moderne landbouw draagt in belangrijke mate bij aan woestijnvorming en klimaatverandering door water- en luchtvervuiling van landbouw en intensief fokken van varkens, pluimvee en vee. Door landbouwgrond af te breken, verminderen we het enorme vermogen om koolstof te binden.

- Chemische meststoffen om de productie te verhogen hebben micro- organismen in de bodem gedood, verminderden vruchtbaarheid van de grond en het vermogen om water vast te houden en hebben geleid tot extra overstromingen. Bestrijdingsmiddelen die worden gebruikt voor de behandeling van inwendige parasieten bij dieren hebben geleid tot de vernietiging van mestkevers, die van vitaal belang zijn voor grondvernieuwing.

- Branden breken de bodembedekking af op een manier die het gemakkelijk meevoert door regen en wind. Enorme door mensen gemaakte woestijnen zijn ontstaan. Volgens NASA-foto's vanuit de ruimte is in ongeveer twee derde deel van het land woestijnvorming.

- Banken financieren de boeren om hun weilanden te verhuren voor zonnepanelen en windmolens, voor nog meer megafarms met behulp van elektrische energie

Een immer groeiende vleesproductie veroorzaakt droogte en honger in grote delen van de wereld. Fastfood en een toename van de vleesconsumptie in het Westen worden ook nagebootst in andere delen van de wereld. Moderne landbouw draagt in belangrijke mate bij aan woestijnvorming en klimaatverandering door water- en luchtverontreiniging van intensieve landbouw en veeteelt. Door landbouwgrond te slopen, verminderen we het enorme vermogen van land om koolstof vast te houden.

Verlies van wilde dieren- en plantensoorten

- Sinds de jaren 50 van de vorige eeuw heeft de moderne mens 60% van de zoogdieren, vogels, vissen en reptielen in het wild uitgeroeid.

- De mensheid heeft 83% van alle zoogdieren en de helft van de planten sinds het begin van de beschaving vernietigd.

- De jacht op wilde dieren in tropische bossen doet de populaties van vogels en zoogdieren afnemen.

Onze voorouders hebben waarschijnlijk al bushmeat gegeten, wilde dieren gedood voor voedsel. Tijdens de 20e eeuw heeft de commerciële jacht, met behulp van vuurwapens en draadstrikken, voor de levering van houtkap en olie-exploratieconcessies langs nieuwe wegennetwerken de vangst in de bossen van Centraal-Afrika drastisch vergroot. Jaarlijks worden naar schatting 579 miljoen wilde dieren gevangen en geconsumeerd in het Congobekken, gelijk aan 4,5 miljoen ton bushmeat, met nog een 5 miljoen ton wild vlees van zoogdieren uit het Amazonebekken. Tropische laaglandbossen bevatten 's werelds grootste biodiversiteit en kan daarom een reservoir van zoönotische ziektekiemen herbergen. De handel in wilde dieren in het algemeen genereert jaarlijks meer dan een miljard directe en indirecte contacten tussen mensen en dieren. Het brede scala aan weefsel-en vochtblootstellingen geassocieerd met het jagen en afslachten in de bushmeat-industrie kan deze interacties met wilde dieren bijzonder riskant maken. In Afrika worden ook maar liefst 30 verschillende soorten primaten opgejaagd en verwerkt door de bushmeat-industrie

• De toename van vleesproducten en zuivel in het Westen kon alleen worden bereikt met kunstmatige inseminatie van vee en de dieren vet te mesten met sojameel, maïs en vismeel.

• Eén miljard mensen lijden aan honger, terwijl jaarlijks 70 miljard dieren vetgemest en gegeten worden.

• Tijdens de laatste ijstijden werd de Cro-Magnon-mens gedwongen meer vlees te eten omdat er minder granen, fruit, noten en zaden waren. Zal de mens nu meer groenten en fruit gaan eten omdat de aarde aan het opwarmen is?

• Wij kunnen niet langer negeren wat de impact is van de huidige niet- duurzame productiemodellen.

• Als wij nu minder vlees gaan eten, kunnen de boeren geleidelijk overschakelen van veeteelt naar landbouw.

Benítez-López A, Alkemade R, Schipper AM et al. The impact of hunting on tropical mammal and bird populations. Science 2017 356(6334):180-183

Ondergang van de Paaseilandcultuur

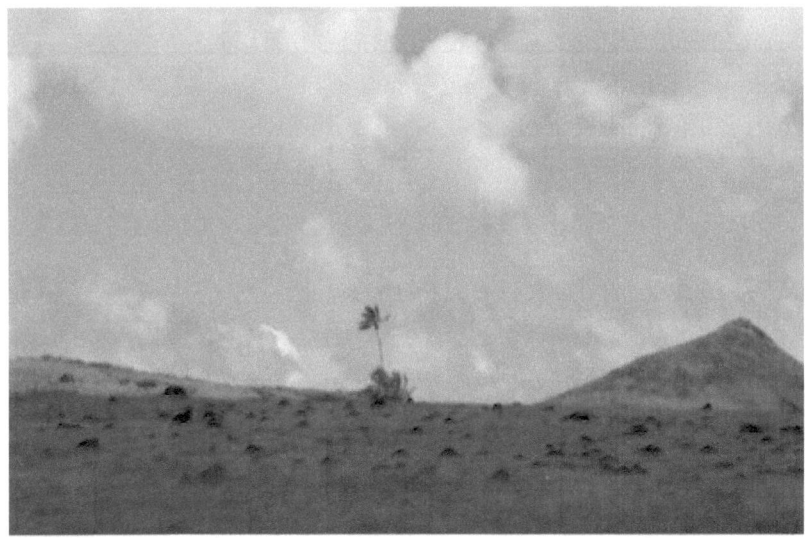

Er was nog een laatste palmboom over

- Samen met de laatste bomen waren de vogels en de grondstoffen voor het maken van speren en kano's verdwenen.
- Overbevolking en overexploitatie van de steeds schaarser wordende middelen maken na ongeveer 1000 jaar een einde aan de vreedzame samenleving en er ontstonden conflicten en zelfs kannibalisme.

Vanuit Taiwan en Zuidoost-China verkennen de eerste dappere zeevarenden met hun dubbele catamaran kano's met dubbele zeilen, gemaakt van boomstammen en gevlochten bladvezels, de 10.000 vulkanische eilanden in de Stille Oceaan. Dankzij hun kennis van wind, zeestroming en de sterren zijn ze steeds verder naar het oosten gevaren. Ten tijde van vader Abraham, rond v.Chr., Bereikten deze Chinezen al Nieuw-Guinea. Tussen 500 voor Christus en 500 na Christus werden de eilandgroepen van de centrale Stille Oceaan gekoloniseerd. De grote expedities eindigden rond 1000 na Christus. De Polynesische driehoek ligt tussen Hawaii in het noorden, Tahiti en zijn eilanden in het westen, Nieuw-Zeeland in het zuidwesten en het Paaseiland in het oosten.

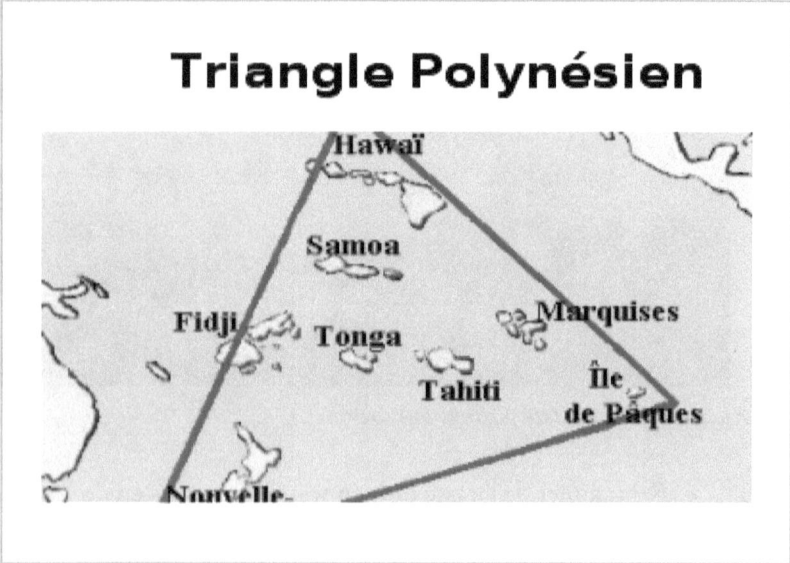

De bewoners van de Polynesische driehoek, de Maori van Nieuw-Zeeland, de Rapa Nui van Paaseiland en de Hawaiianen spreken een verwante taal.

Inwoners van de Marquises-eilanden migreerden van daar naar Paaseiland. De Hawaiiaanse eilanden werden tussen de jaren 500 en 700 veroverd door deze kolonisten. Paaseiland is als laatste rond het jaar 700 ontdekt.

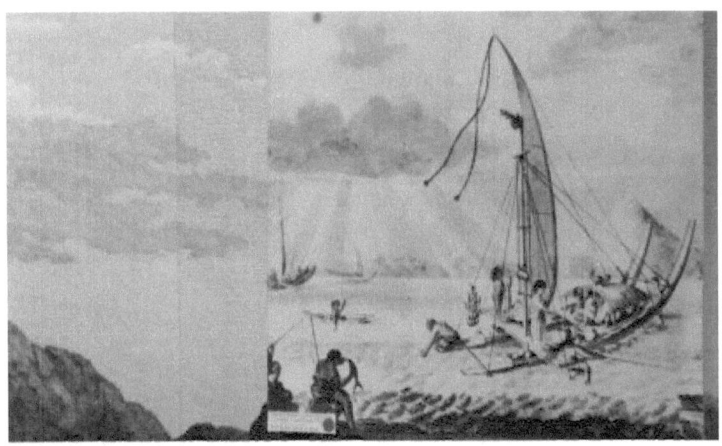

De geschiedenis van de mens op Paaseiland is begonnen met een groep Polynesiërs van de Marquesas-eilanden. Ongeveer 400 na Christus zijn zij naar het Oosten gevaren. Ze hadden allerlei planten en zaden meegebracht en de expeditie was bedoeld om nieuw land te koloniseren. Paaseiland werd ongeveer 700 na Christus ontdekt. Nieuwe eilanden werden gevonden als vogels werden gezien. Vogels leggen eieren op het land en hun aanwezigheid betekent altijd land in de buurt. Meer wolken boven land zijn ook al van ver zichtbaar. Deze matrozen zagen ook het patroon van de golven die een eiland op hun route moest hebben. Paaseiland ligt 2.100 zeemijl (4.000 kilometer) na de Marquises-eilanden. Paaseiland was onbewoond. De kratermeren in de drie vulkanen bevatten drinkwater en permanente vestiging was daarom mogelijk. Ze vonden een waar paradijs. De Polynesische kolonisten brachten bananen, taro, zoete aardappel, suikerriet, papieren moerbei, ratten en kippen met zich mee. Het eiland was volledig bedekt met palmbomen. Ze vonden grondstoffen om stoffen, koorden en kano's van te maken. De vogels in het bos, de vissen uit de oceaan, de ratten voor de barbecue en de kippen voorzagen de bewoners

van voedsel. Het milde klimaat en de visrijke wateren rond het eiland gaven de nieuwe bewoners een zorgeloos leven.

De Chinese afkomst van de Rapa Nui, de oorspronkelijke bewoners van het eiland, zijn nog steeds duidelijk herkenbaar

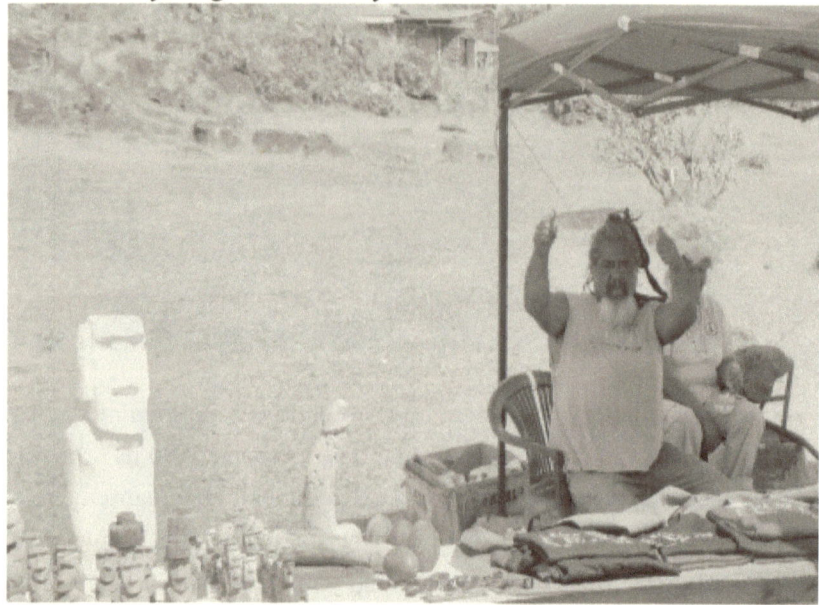

De bevolking op het eiland groeide snel, waardoor steeds grotere delen van het bos werden gekapt. Tenslotte leefden tien groepen op stroken land vanaf de zee tot het binnenland. De hogere rangen woonden aan de kust met de heilige plaatsen en de lagere klassen meer landinwaarts. Om de goden te danken en positief te stemmen, begonnen de inwoners de beelden (of Moai) te bouwen die het eiland zo beroemd maken. De Chinese cultuur heeft een zeer sterke voorouderverering. Deze beelden zijn afbeeldingen van hun voorvaderen, en de aanwezigheid van een dergelijk beeld werd gezien als een beschermengel

voor een dorp.

- **De Europese ontdekking van het eiland door de navigator Jakob Roggeveen vond plaats in 1722**

Op 1 augustus 1721 vertrok de toen 62-jarige Jacob Roggeveen met een vloot van de West-Indische Compagnie van de Reede van Texel. Met drie zeilschepen zochten ze naar "Het onbekende Suydtland", een toen vermoed continent, dat Roggeveen met deze expeditie ergens ten westen van Zuid- Amerika hoopte te vinden. Nieuw land, waar aan handelsposten kon worden gedacht, kon nooit worden gevonden. Op Paaszondag 5 april 1722 werd voor het eerst een eiland gezien. Ze zien rook en vuur en weten dat het eiland bewoond is. Sindsdien wordt dit eiland Paaseiland genoemd.

- **Het eiland was al 1000 jaar in volledig isolement bewoond door Polynesiërs, die nooit meer de 1000 zeemijlen terug reisden naar het dichtstbijzijnde land**

Door slecht weer en hevige branding kon men niet landen. Op woensdag 7 april voer een kleine boot met een inwoner van Paaseiland naar hun schepen. Ze brachten een sloep. De inheemse man werd met geweld aan boord van De Arend gebracht en maakte een diepe indruk op Roggeveen en de bemanning. De volgende dag ging Roggeveen aan land met 134 bemanningsleden. Jacob Roggeveen was de eerste Europeaan die voet zette op dit kleine vulkanische eiland in de Stille Oceaan. Sommige mannen voelden zich bedreigd en begonnen tegen de expliciete orders van Roggeveen in te schieten. Twaalf eilandbewoners werden gedood. Zodra de vrede gesloten kon worden, kon een verkenning van het eiland worden gestart. Ze bestudeerden de gewoonten van de eilandbewoners en brachten het eiland in kaart. Volgens de beschrijving
van Roggeveen woonden tussen de twee- en drieduizend mensen vreedzaam samen op het eiland. Met 170 vierkante kilometer is Paaseiland even groot als het Nederlandse waddeneiland Texel, waar Roggeveen was vertrokken.

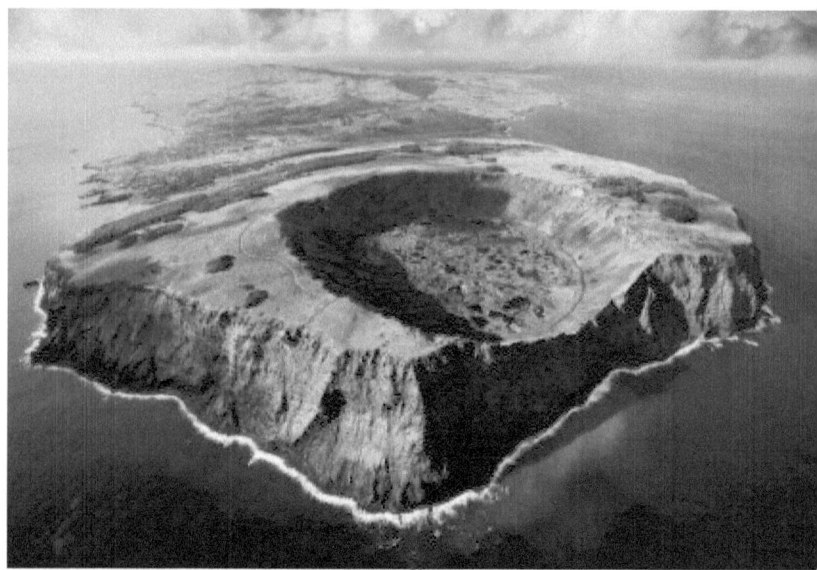

**De Polynesiërs noemden hun eiland "De navel van de wereld"
(Te Pito O Te Henua).** Later is de naam "Rapa Nui", betekent grote
rots, gebruikelijk geworden. Ten tijde van Roggeveen was het eiland
al kaal en bijna boomloos. Roggeveen telde ongeveer 2.000-3.000
inwoners op het eiland, maar het leek erop dat er 10.000-15.000
inwoners waren in de 16e en 17e eeuw.

Moai

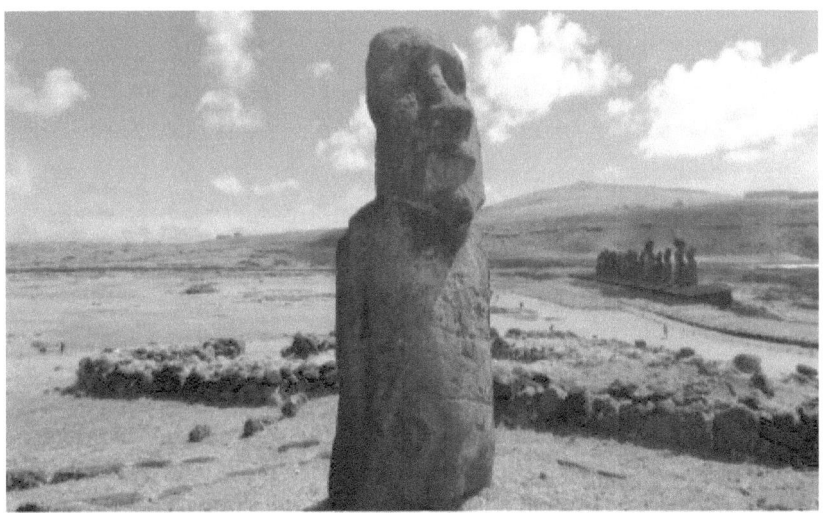

De meeste Moai waren staande beelden toen Jakob Roggeveen arriveerde. Kapitein James Cook zag staande beelden en neergeslagen beelden toen hij twintig jaar later in 1744 op het eiland landde. De laatste Europese vermelding van een rechtopstaand standbeeld was in 1838. Niets werd meer gemeld als staande in 1868.

Volgens mondelinge overlevering was het laatste standbeeld dat werd omvergeworpen dat van Paro (rond 1840). Ter ere van haar man werd Paro opgericht. Dit beeld was bijna 10 meter hoog en woog 65 ton. Paro werd neergehaald door vijanden van de familie en in het midden gebroken. In de 19e eeuw werden alle staande beelden weggehaald tijdens stammenoorlogen, begraven op hun schouders, om eruit te zien als afgehakte hoofden. De beelden werden een voor een met tussenpozen kapot geslagen door bepaalde vijanden van de eigenaar van een standbeeld, zoals beschreven voor Paro.

Het einde van de beschaving op Paaseiland heeft weinig te maken met milieurampen, meer met de komst van de Spanjaarden, Italianen en andere Europeanen. De oorspronkelijke voorouderverering rond de Moai werd ingeruild voor geïmporteerd katholicisme. Zendelingen bekeerden de oorspronkelijke bevolking. In 1862 veroverden Peruaanse schepen meer dan duizend inwoners om ze als slaven te verkopen aan exploitanten van guanomijnen langs de Peruaanse kust. Nieuwe ziekten die door de Spanjaarden zijn gebracht bij de verovering van Zuid-Amerika, zoals pokken en tuberculose, hebben hele beschavingen uitgeroeid. Terugkerende Paaseilanders brachten ook dodelijke ziekten met zich mee. In 1877 bestond de bevolking van Paaseiland uit nog 110 mensen. Deze 110 Rapanui hadden slechts 36 nakomelingen en zijn de voorouders van alle 2.296 Rapanui die momenteel op het eiland wonen. Het eiland werd in 1888 door Chili geannexeerd. Vandaag wonen ook ongeveer 4000 Chilenen op het eiland. Bij wet is bepaald dat alleen oorspronkelijke bewoners, de Rapa Nui, land op het eiland mogen mogen bezitten.

Overbevolking

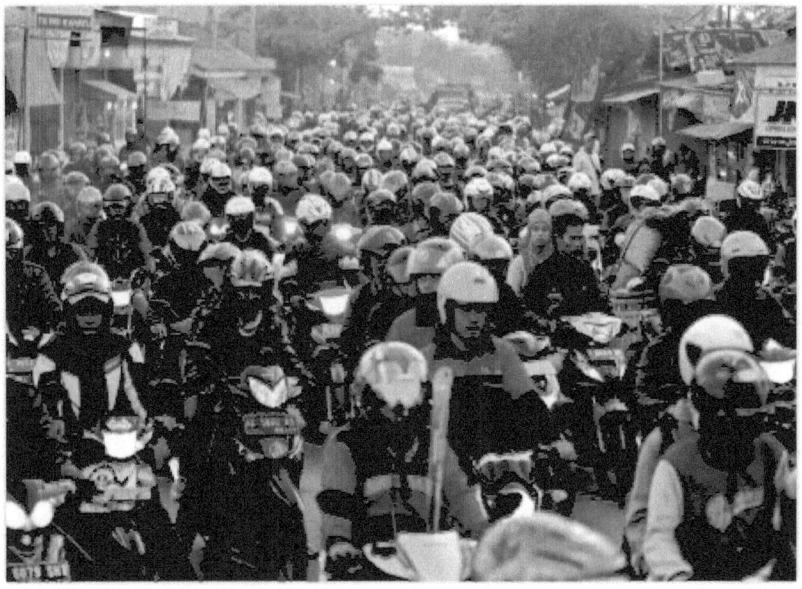

- Bijvoorbeeld Indonesië. De helft van de bevolking is jonger dan 15 jaar.
- Jongeren zorgen voor ouderen. Veel kinderen kunnen voor hun pensioen zorgen.
- Toen de welvaart toenam, nam de afhankelijkheid van ouderen af en nam de bevolkingsgroei af.
- Minder welvarende landen kunnen inkomsten genereren door hun eigen voedsel te produceren met de nieuwe teelttechnieken.

In Singapore begon het beleid voor twee kinderen in de jaren zeventig. Door de enorme toestroom van immigranten groeide de bevolking, maar nam de inheemse bevolkingsgroei af. Het één-kindbeleid van

China leidde tot een bevolkingsreductie van driehonderd miljoen mensen.

Landen met nog steeds extreme bevolkingsgroei zijn Brazilië (vijftig miljoen inwoners in 1950, meer dan 210 miljoen in 2018) en Indonesië (Java in 1960 zestig miljoen inwoners, honderdzestig miljoen in 2018). Afrika, nu goed voor een vijfde van de wereldbevolking, zal het enige continent zijn waarvan de bevolking na 2050 zal blijven groeien. De VN verwacht dat tegen 2100 veertig procent van de wereld Afrikanen zal zijn.

- **Als vrouwen in Afrika gratis anticonceptie zouden kunnen krijgen, die willen blijven leren en hard willen werken voor meer welvaart voor hun gezin, kan de toename van de bevolking hier ook afnemen**

De Europese bevolking krimpt. In Singapore begon het beleid voor twee kinderen in de jaren zeventig. De bevolking groeide vanwege de enorme toestroom van immigranten, maar de groei van de inheemse bevolking nam af. Het Chinese beleid voor één kind leidde tot een bevolkingsbeperking van driehonderd miljoen mensen. Geboortebeperking komt het meest voor in China, waarbij 83% van de bevolking een van de beschikbare voorbehoedsmiddelen gebruikt. Iets minder in Europa: 77% - en in Noord- en Zuid-Amerika 75%. In Afrika is het percentage in sommige landen schokkend laag. Verwacht wordt dat de anticonceptie tegen 2030 zal toenemen van 17 tot 27 procent in West-Afrika, van 23 tot 34 procent in Centraal-Afrika, van 40 tot 55 procent in Oost-Afrika en van 39 tot 45 procent in Melanesië, Micronesië en Polynesië (trends in anticonceptie wereldwijd, 2015 Verenigde Naties).

Primaat van de farmaceutische industrie

Veel nieuwe geneesmiddelen tegen kanker genezen niet, ze verlengen soms de levensduur slechts voor een korte tijd, terwijl ze duizenden euro's per maand kosten. Deze medicijnen zijn duur omdat ze alleen bij een kleine groep patiënten gebruikt kunnen worden.

- Eribulin tegen uitgezaaide borstkanker, kost € 145.000 per gewonnen levensjaar en biedt een gemiddelde winst van 2,7 maanden verlenging van het leven.
- Crizotinib, tegen niet-kleincellige longkanker, kost € 65.000 per gewonnen levensjaar met een gemiddelde winst van 4,7 maanden verlenging van het leven.
- Abirateron tegen uitgezaaide prostaatkanker, kost € 42.000 per jaar, met een gemiddelde winst van 8 maanden leven.

Het concept dat kanker een genetische ziekte is, leidt er ook toe dat de ontwikkeling van kanker onomkeerbaar is omdat het terugdraaien van mutaties naar een normale cel uiterst zeldzaam is. De kans op mutatie van een normale cel naar een kankercel tijdens celdeling is ongeveer een op een miljoen. Als we eenzelfde waarschijnlijkheid voor een terugmutatie veronderstellen, is de kans op het omgekeerde verloop uitzonderlijk laag (de waarschijnlijkheid is ongeveer één kans op een triljoen). De veronderstelling van de farmaceutische industrie dat na chirurgie en radiotherapie ongeneeslijke kanker alleen met medicijnen kan worden behandeld, is fundamenteel onjuist. De farmaceutische industrie heeft zich meester gemaakt van elk facet van ziekte. Geen enkele patiënt verlaat het spreekuur zonder recept. De kosten van kankeronderzoek en -zorg overtreffen de voordelen van de lichte progressie in de behandeling van kanker en zelfs van de vijfjaarsoverleving gedurende de laatste 50 jaar. Sinds de jaren vijftig van de 20e eeuw is de intensieve veehouderij sterk toegenomen. Een toename die gelijke tred houdt met de recente toename van kankersterfte. Kanker is nu nummer één doodsoorzaak. Er is een schrijnend tekort aan onderwijs in voedingswetenschappen bij kankeronderzoekers en clinici. Preventie verdient de voorkeur boven genezen. De farmaceutische industrie ontwikkelt en verkoopt alleen medicijnen die winst opleveren. Dat is niet te verwijten aan commerciële bedrijven. Goed werkende eerste generatie antibiotica, pijnstillers, antihypertensiva etc. worden vervangen door nieuwere medicijnen als de patenten verlopen zijn om meer winst te kunnen maken. De industrie is nu koortsachtig op zoek naar de anti- verouderingspil.

Het oudste en goedkoopste antibioticum

In 1980 ontdekten de antropoloog George Armelagos en de medisch analist Mark Nelson van Paratek Pharmaceuticals sporen van het antibioticum tetracycline in menselijke botten van 350 - 550 AD. Tetracycline wordt geproduceerd door streptomyces, een bacterie die vaak op graan en in bierschuim voorkomt. Bij het vergisten van graan om bier te maken, produceert streptomyces grote hoeveelheden van het antibioticum.

Streptomyces groeit in een gouden kolonie die bovenop het bier drijft. Het is mogelijk dat deze gouden kleur ook een belangrijke godsdienstige betekenis had voor de Nubiërs. Het is daarom niet verwonderlijk dat tetracycline werd gevonden in de botten van de mensen van die tijd. In recenter onderzoek naar de botten ontdekten Armelagos en Nelson dat de botten van jonggestorven kinderen ermee verzadigd waren. Blijkbaar produceerden de Nubiërs opzettelijk het antibioticum voor de behandeling van ziekten.

We gingen er altijd van uit dat de ontdekking van tetracycline pas in 1948 plaatsvond

- **Gunstige resultaten van de combinatie van azithromycine met chemotherapie bij niet-kleincellige longkankerpatiënten**

Hoewel nieuwe chemotherapeutische geneesmiddelen constant zijn toegepast, is hun werkzaamheid voor niet-kleincellige longkanker (NSCLC) nog steeds niet bevredigend. In de afgelopen jaren hebben epidemiologische onderzoeken aangetoond dat longkanker kan worden veroorzaakt door chronische Chlamydia-pneumonie (Cpn) -infectie. Deze studie (Chu DJ 2014) van azithromycine, vaak gebruikt voor de behandeling van Cpn-infecties, in combinatie met de chemotherapeutica paclitax en cisplatine bij NSCLC- patiënten in stadium III-IV behaalde gunstige resultaten wat betreft bijwerkingen en algehele overleving.

Deze onderzoeken en behandelingen zijn met gunstige resultaten toegepast door artsen met langer bestaande geneesmiddelen waarvan de patenten al lang waren verlopen. Deze experimenten verdienen het om te worden gekopieerd en zouden de kosten van medische behandelingen aanzienlijk verminderen.

Longkanker met voorgeschiedenis van Chlamydia pneumonie (Cpn) langdurig behandelen met doxycycline (een afgeleide vorm van tetracycline) kan een gunstig resultaat hebben. Azithromycine, een macrolide-antibioticum en erytromycine, voorkomen dat bacteriën groeien door hun eiwitsynthese te verstoren. Het bindt aan het bacteriële ribosoom, waardoor de translatie van mRNA en eiwitsynthese wordt geremd.

Maligne lymfomen werden behandeld met tetracycline (doxycycline) en hun verdwijning ging gepaard met de uitroeiing van de in de cellen gedetecteerde Chlamydia-pneumonie (Cpn) bacteriën (Ferreri AJ 2005). Cpn-infectie kan worden beheerst en voorkomen. Penicilline doodt bacteriën door te voorkomen dat de bacteriën hun celwand na deling opnieuw opbouwen.

Chlamydiae hebben geen celwand en zijn, net als virussen, volledig afhankelijk van hun gastheercellen. Eenmaal in de gastheercel zijn Chlamydiae niet gevoelig voor penicilline. Tetracyclines voorkomen dat deze celparasieten de metabole processen van de gastheercel gebruiken.

Chlamydiae heeft deze nodig om nieuwe eiwitten te vormen voor groei en vermenigvuldiging. Tetracyclines kunnen de gastheercellen van de Chlamydiae binnenkomen via de poriën van de celwand. Eenmaal in de cel veroorzaakt tetracycline remming van DNA- en eiwitsynthese die deze celparasieten nodig hebben voor hun eigen groei en vermenigvuldiging.

De volgende fase in de evolutie

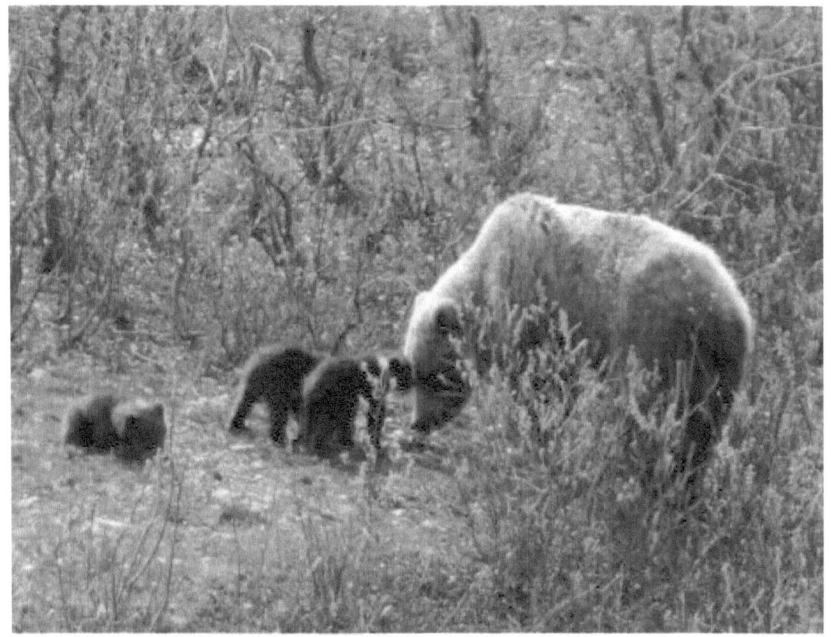

Beer met drie jongen in de toendra van Denali

Alle zoogdieren moeten de mogelijkheid hebben om zelf voor hun nakomelingen te zorgen. Kunstmatige inseminatie van vee in de bio-industrie van koeien, geiten, varkens, schapen en konijnen is een grove schending van dit fundamentele zoogdierrecht. Graslanden en grazende dieren hebben een enorm vermogen om koolstof vast te houden. Landbouw kan beter groente en fruit als voedsel voor de mens produceren dan de maïs en sojabonen waarmee we nu de dieren in fabrieksboerderijen vetmesten en opsluiten om vervolgens de dieren door mensen te laten opeten.

De mens, het meest intelligente zoogdier, heeft ook een natuurlijke drang om voor zijn nakomelingen te zorgen, wat helaas vaak wordt overtreden door een toenemend aantal echtscheidingen. Het duurt 18 jaar voordat het kind als volwassene onafhankelijk wordt. Vóór de tijd van de pil, was het een grote schande voor familie en geloofsgenoten om een kind te hebben als ongehuwde en de moeder moest het kind vaak opgeven. Penetrerende seks en kinderen verwekken waren uitsluitend bedoeld voor het huwelijk. Tot het huwelijk moest de volwassen vrouw maagd blijven.

Boeddhisten en Hindoes; Calvinisten en Augustinus als trendsetters voor christenen, hadden geen kennis van de mogelijkheden om naar de maan en verder naar de hemel te reizen en voor vrouwen om vrij te zijn van het instinctieve voortplantingsproces.

Huwelijken worden in de 21e eeuw steeds meer gesloten als er al een of meer kinderen zijn verwekt. Er zijn minder kerkelijke zegeningen. Er zijn zelfs blind-date huwelijken. In het belang van het kind is een meer bindende overeenkomst hard nodig. Waarom kan niet elk huwelijk worden gesloten door een notaris die tegelijkertijd een civiel contract opmaakt voor het paar, man en vrouw, of zoals vandaag het geval is met hetzelfde geslacht. In de burgerlijke overeenkomst kan worden vermeld dat het huwelijk niet kan worden ontbonden totdat het laatste verwekte kind 18 jaar oud is en de huisvesting van beide partners na de ontbinding is geregeld.

Hoe gezond oud te worden

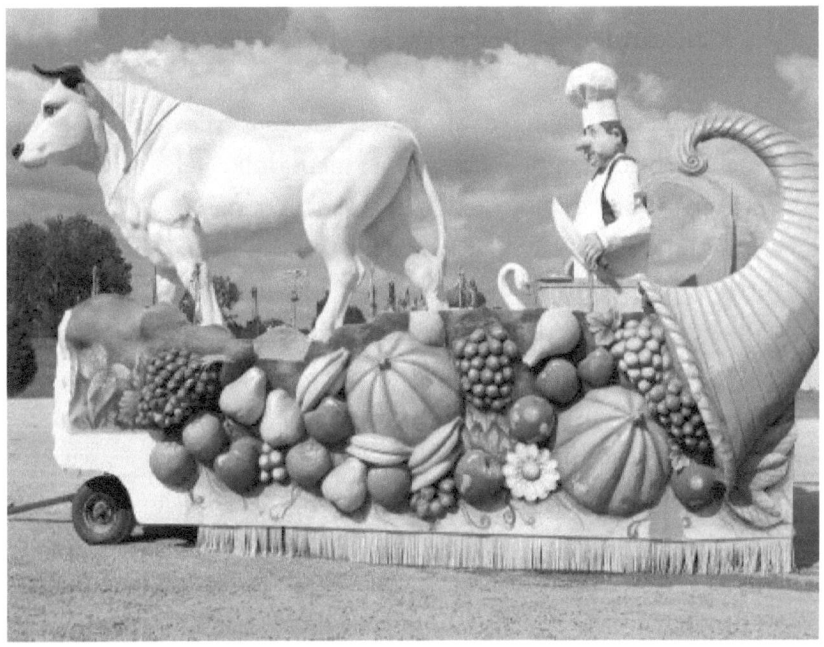

Hoe gezond 100 jaar te worden

We eten alles wat lekker smaakt. Als het goedkoop en lekker is, versnelt het ook chronische ziekte en tumorvorming. Zo werkt ons voedselsysteem. De grondstoffen voor fabrieksmatige bereiding zijn beperkt. Soja, maïs, eieren, geraffineerde suikers, dierlijke eiwitten en transvetten. Dit zijn de belangrijkste ingrediënten die de voedingsindustrie gebruikt om het voedsel dat overal om ons heen is te maken. Het is niet dat deze grote bedrijven het niets kan schelen. In feite is het moeilijk voor hen om iets anders te doen.

In delen van de wereld met minder chemische bestrijdingsmiddelen in de landbouw, minder fabrieksmatige voedselverwerking, is de sterfte aan kanker lager. Groenten en fruit bevatten meer bio-actieve stoffen.

- Groenten en fruit maken bio-actieve stoffen aan, die de groei en de voortplanting van indringers vertragen

Plantaardige voeding werkt levensverlengend

Vrijwillige beperking van het dieet zal waarschijnlijk nooit veel aan populariteit winnen als een levensduur verlengende strategie. Vegetarische diëten hebben een laag methionine gehalte. Plantaardige eiwitten - vooral die afkomstig van groenten of noten - bevatten minder methionine dan dierlijke eiwitten. Verschillende dierstudies met methionine beperkt dieet hebben remming van de groei van kankercellen en verlenging van gezonde levensduur bij proefdieren aangetoond. Amerikaanse onderzoekers hebben gekeken naar 30 jaar voeding gegevens bij 130.000 mensen. Zij vonden een verminderd risico op vroegtijdige dood bij hen die meer plantaardige eiwitten aten en een hoger risico bij hen die meer dierlijke eiwitten aten. Elke stijging van 3% meer plantaardige eiwitten in de voeding verminderde het risico op overlijden, door welke oorzaak dan ook, tijdens de onderzochte periode met 10%. Er werd ook een verband aangetoond met een 12% lager risico op overlijden door hart- en vaatziekten. Maar een 10% hoger aandeel van dierlijke eiwitten in de voeding leidde tot een 2% hoger risico om te overlijden en een 8% grotere kans om te overlijden aan een hartprobleem (Song M).

Plantaardige voedsel is niet saai en eenzijdig. Exotisch fruit, kruiden, soja en groenten kunnen heel goed al het vlees en vleeswaren vervangen in onze supermarkten.

Op het land kunnen 250.000 verschillende plantenrassen verbouwd worden en in de oceanen zijn er nog eens 20.000 verschillende soorten, inclusief zeewier, rijk aan omega-3-oliën. De receptuur staat nog in de kinderschoenen.

Dierlijke eiwitten en plantaardige eiwitten uit de oceanen zijn gezonder dan dierlijke eiwitten van de intensieve veehouderij. De oceanen bieden een goede keuze aan ansjovis, mosselen, oesters, inktvis, haring, makreel, kabeljauw, sprot, tong, krabben, kreeften, garnalen en zelfs wilde tonijn en zalm.

Het menselijk lichaam verdedigt zich tegen binnendringende bacteriën, sporen en gistcellen, met behulp van antilichamen, witte bloedcellen, macrofagen en T-cellen. Het lichaam is niet in staat om zelf antioxidanten zoals bètacaroteen, en vitamine C te maken en is niet in staat om plantaardige bio-actieve stoffen aan te maken.

Onnatuurlijke voeding is de oorzaak is van veel deficienties en chronische ziekten. Fast food, veel vleeswaren en weinig groente en fruit verzwakken de natuurlijke afweer. De vraag blijft hoe een omwenteling in de publieke opinie bereikt kan worden opdat men massaal overgaat tot uitsluitend natuurlijke voeding met aanvulling van noodzakelijke supplementen voor bestaande tekorten.

Vitamine C is nodig voor de opbouw van bindweefsel eiwitten. Een gebrekkige productie van deze eiwitten verzwakt eerst de bloedvaten met inwendige bloedingen tot gevolg. Nog niet zo lang geleden tijdens de grote ontdekkingsreizen is reeds ervaren dat vitamine C tekorten ontstaan bij gebrek aan vers fruit en groenten. Hierdoor kregen de zeelieden scheurbuik met inwendige bloedingen, die meestal de dood tot gevolg handen. Vitamine C is nodig voor de opbouw van bindweefseleiwitten. Een gebrekkige productie van deze bindweefseleiwitten verzwakt eerst de bloedvaten met bloedingen tot gevolg. Door het frequent gebruik van pesticiden in de landbouw is het gehalte van bio-actieve afweerstoffen in groente en fruit verminderd, waardoor onze afweer tegen celinfecties nog meer te lijden heeft.

Vitamine D is niet echt een vitamine, maar de voorloper van het krachtige steroïde hormoon calcitriol, dat wijdverspreide acties door het hele lichaam heeft. Calcitriol reguleert een groot aantal cellulaire routes die een rol zouden kunnen spelen bij het bepalen van het risico op kanker en de prognose.

Diverse onderzoeken toonden aan dat vitamine D gebrek het risico op het ontwikkelen van kanker verhoogt en dat het vermijden van deficiëntie en het toevoegen van vitamine D-supplementen een economische en veilige manier kan zijn om de incidentie van kanker te verminderen en de prognose en het resultaat van kanker te verbeteren. Voldoende vitamine D vergroot de botdichtheid waardoor minder kans op botbreuken.

Vitamine D is een in vet oplosbare vitamine en wordt verkocht als parelcapsules. Vitamine supra D3 forte capsules (Bayer) bevatten 20 mcg gelijk aan 800 IE. Indien een tekort is vastgesteld dient tenminste 2 parels per dag ingenomen te worden.

Kokosolie is plantaardig vet dat goed door het lichaam verwerkt wordt. Het vet smelt al bij een temperatuur van 24 graden Celsius en is goed bestand tegen hoge temperaturen. Kokosvet is heel geschikt om mee te bakken en braden. Een of twee koffielepels (5-10 ml) is al voldoende. Bij het verhitten om te bakken en braden vormen zich minder verbrandingsproducten dan bij verhitting van de andere plantaardige oliën, zonnebloem- en olijfolie. Het bevordert de opname van de in vet oplosbare vitamines A-D-E en K. Plantaardig vet bevat bouwstoffen voor zenuw- en hersencellen. Overgewicht en diabetes mellitus doen zich veel voor op latere leeftijd. Voor deze risicogroepen is aangetoond dat het gebruik van 40 ml kokosvet per dag een gunstig effect heeft. Wanneer het lichaam te weinig insuline aanmaakt komt de energietoevoer (glucose) naar de hersenen in gevaar. Kokosvet bevordert na opname een alternatieve energie toevoer naar de hersencellen. Kokosolie heeft een gunstig effect op de energieopname van hersencellen en geheugenverlies bij de ziekte van Alzheimer (De la Rubia Orti 2017).

Curcuma, een natuurlijk polyfenol verbinding, geïsoleerd uit de wortelstok van een kruidachtige vaste plant, bezit een antikanker werking. We moeten een voldoende hoeveelheid van bio-actieve stoffen consumeren met groenten en fruit om indringers te weren.

Deze afweerstoffen remmen de overactiviteit van het enzym CYP1B1 in kankercellen. Geïnfecteerde of beschadigde cellen worden nu gezien als abnormaal en worden verwijderd uit het lichaam door groeiremming en het doen afsterven van de geïnfecteerde cel.

Het mediterrane dieet

De dagelijkse voeding in Spanje, Italië en Griekenland is *een van de gezondste eetgewoonten in de wereld*, doordat hierdoor aanwijsbaar minder ziekten zich voordoen en ook de sterfte aan sommige chronische ziekten verminderd wordt. Dit dieetpatroon is rijk aan groenten en fruit, vis, extra virgin olijfolie en zelfs roomboter. Vetten zijn nodig voor de aanmaak van hormonen en de opname van de in vet oplosbare vitaminen A, D en E. Olijfolie geeft smaak aan het eten en een verzadigd gevoel, waardoor je minder snel weer trek krijgt. Deze eetgewoonte verlaagt het risico op hart- en vaatziekten, vermindert de kans op suikerziekte, verlengt de levensduur en telt meer gezonde bejaarden.

Vermijd fastfood en ongezonde transvetten

De boerderij van Old McDonald's is heel anders dan de McDonald's van tegenwoordig. Fastfood is in de mode. Hamburgers en kipburgers staan vaak op het menu van hardwerkende mensen. Het is niet langer zeldzaam dat iemand naar bed gaat met een zak chips.

Plantaardige (onverzadigde) vetten zijn vloeibaar bij kamertemperatuur en kunnen alleen door de voedingsindustrie worden verwerkt als vaste stof. Deze vetten worden omgezet in gedeeltelijk verhard vet door een chemisch proces. Producten die gedeeltelijk gehydrogeneerde vetten en transvetzuren bevatten, zoals margarine, chips, koekjes, koffiemelkpoeder, taartjes, crackers en pizza's zijn slecht voor bloedvaten. Tegenwoordig worden croissants vaak gemaakt met gehydrogeneerde plantaardige oliën in plaats van boter. Goedkope massaproductie betekent dat een croissant meer vet (17 gram) bevat, dat bestaat uit ongeveer een derde (5 tot 6 gram) transvetten.

Het is moeilijk en vaak onmogelijk om te ontsnappen aan de verleidingen van grote industriële belangen.

- Light producten zijn het antwoord van de suikerindustrie. Vetten worden door suikers vervangen door suikers, wat een averechts effect heeft en ervoor zorgt dat we meer eten

Hoe blijf je gezond

- geen verkoudheid
- rook niet
- met schone binnenlucht geen vogels in huis houden
- handen regelmatig wassen
- eet meer plantaardige eiwitten
- eet geen dieren
- drie keer per week een uur trainen

Zo word je honderd jaar

- niet vallen
- geen ongeluk
- niet verkouden worden
- niet verslikken, longontsteking meest voorkomende doodsoorzaak bij stokoude bejaarden

How Not to Die. De overgrote meerderheid van voortijdige sterfgevallen kan worden voorkomen door veranderingen in voeding en levensstijl. In How Not to Die, onderzoekt Dr. Michael Greger de vijftien belangrijkste oorzaken van voortijdige sterfte in Amerika - hartaandoeningen, verschillende vormen van kanker, diabetes, Parkinson, hoge bloeddruk en meer - en legt uit hoe voedings- en leefstijlinterventies soms het recept kunnen overtroeven pillen en andere farmaceutische en chirurgische benaderingen, waardoor we gezonder kunnen leven.

How Not to Die. Gene Stone & Michael Greger, MD

De China Study was een gedetailleerde en langdurige studie over het verband tussen voeding en hartziekten, diabetes en kanker. De China- studie heeft op het platteland van China en Taiwan onderzocht of er verbanden waren voor verschillende voedings-, leefstijl- en ziektekenmerken binnen de 65 provincies, 130 dorpen en 6.500 volwassenen en hun families. Onder de vele associaties die relevant zijn voor voeding en ziekte, wezen velen op dezelfde bevinding: mensen die het meest dierlijke voeding aten, kregen de meeste chronische ziekten. Zelfs relatief kleine inname van dierlijk voedsel werd geassocieerd met bijwerkingen. Mensen die het meest plantaardig voedsel aten, waren het gezondst en kregen minder chronische ziekten.

The China Study. Campbell TC, PhD, Campbell TM, MD (2006)

Maak eenvoudig uw eigen maaltijden

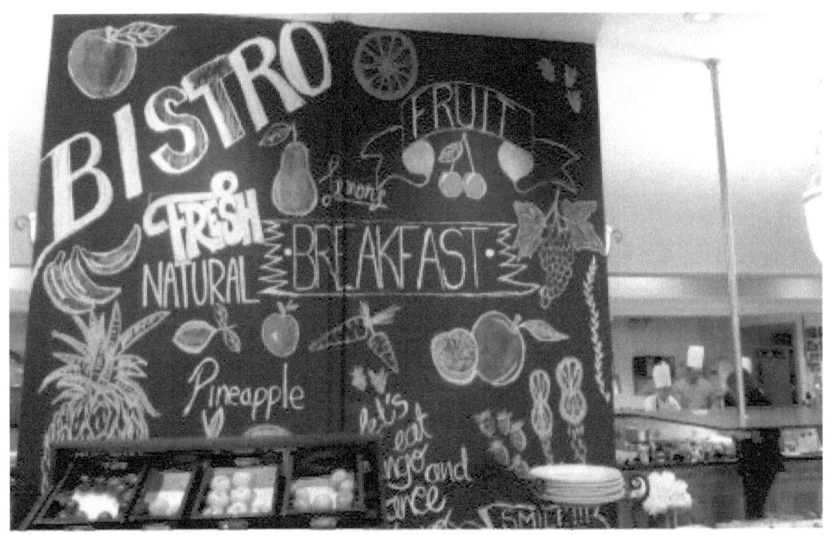

Volg dit eenvoudige advies om overtollig lichaamsvet kwijt te raken en ziekten te voorkomen. Vermijd witbrood, witte pasta, witte rijst, ontbijtkoek, eierkoeken, chips, honing, stokbrood en bier om sneller af te vallen. Voeding moet veel groenten bevatten, maar ook voldoende plantaardige eiwitten en vetten (vis, olijfolie, avocado, etc.).

- *Begin met een plantaardig dieet en de behoefte aan dierlijke eiwitten en vetten neemt geleidelijk af*

Naast dieet, dragen fysieke activiteit, calorierestrictie en extra inname van antioxidanten bij om veroudering tegen te gaan.

Fruitontbijt

Begin met twee glazen water. Havermout vlokken, gebroken lijnzaad, soja yoghurt of soja, amandelmelk of cocosmelk, met stukjes vers fruit. Zoals

aardbeien, frambozen, appel, peer, mandarijn, sinaasappel en meloen etc. Snijd fruit in stukjes om voedingsvezels te behouden.

Soep bij de lunch

Gebruik groentebouillon om soep te maken. Denk aan tomaten-, groente-, uien-, pompoen-, champignon- of broccolisoep. Van alle groenten is een heerlijke soep te maken.

Salade met noten, champignons, rucola, tomaat, ui, knoflook, sperziebonen, bruine bonen, kikkererwten etc. Olijfolie dressing, balsamico.

Boterham met salade van tonijn, zalm, garnalen etc. of een omelet of een hardgekookt ei. Omega-3 rijke vissoorten als zalm, tonijn, haring en makreel zijn veel gezonder dan rood vlees.

- *Eet geen worstjes, eet alleen hardgekookte eieren, geen vleeswaren van de super, geen onvoldoende verhit BBQ vlees, minder zuivelproducten, geen rauwe eiwitten en geen rauw melkse kaas*

Warme maaltijd

Gebruik kruiden en specerijen. Vervang het vlees dat u gewend was door bijvoorbeeld kikkererwten, bruine of witte bonen. Maak een heerlijke chili sin carne of een kerrieschotel met bloemkool, broccoli en kikkererwten.

Bakken en braden met kokosvet of olijfolie

Kokosvet is heel geschikt om mee te bakken en braden. Een koffielepel (5 ml) in de pan laten smelten is al voldoende. Bij het verhitten om te bakken en braden vormen zich minder verbrandingsproducten dan bij verhitting van de andere plantaardige oliën.

Geen dessert

Vermijd in geval van overgewicht suikers en snel verteerbare koolhydraten. Meer gezonde vetten geven een gevoel van verzadiging en dwingen de lever om geabsorbeerde vetten en buikvetten te verbranden wanneer het lichaam energie nodig heeft. Met teveel zoet kiest de lever het pad van de minste weerstand (glycolyse), levert de gevraagde energie, en slaat het overtollige suiker als lichaamsvet op.

Drink koffie, groene thee of gember thee na de maaltijd. Gemberthee is zelf te maken door plakjes van gemberwortel te snijden en in kokend water te laten trekken.

- *Alcohol en wijn met mate. Het afbraakproduct acetaldehyde is schadelijk voor ons DNA. Te veel wijnzuren beschadigen de slokdarm en maag*

Uw streefgewicht

De buikomvang rond de navel in relatie tot lichaamslengte is een goede maat voor (over)gewicht. Broekriem 93 cm gedeeld door lichaanslengte 186 cm = 0,5 dient het liefst kleiner te zijn dan 50%

Mannen	Vrouwen	
< 35%	< 35%	Ondergewicht
35% - 45%	35% - 42%	Super mager
43% - 46%	42% - 46%	Gezond
46% - 53%	46% - 49%	Gezond gewicht
53% - 58%	49% - 54%	Overgewicht
58% - 63%	54% - 58%	Extreem overgewicht
> 63%	> 58%	Obesitas

Buikvet verbranden

Vet verbranding begint pas na een minuut of twintig sporten. Tot deze tijd van 20 minuten worden vooral koolhydraatreserves (het glycogeen in de lever en spieren) verbrand en daar val je niet van af. Dit betekent dat je vooral tijdens het laatste deel van de training de vetverbranding op gang helpt. Daarom is het beter om driemaal per week een uur te sporten (3 x 40 minuten vetverbranding) dan zes keer per week een half uur (6 x 10 minuten vetverbranding).

Het maakt niet uit waaruit de training bestaat. Dit kan stevig doorwandelen, langzaam joggen of een sessie op loopband of roeitrainer zijn.

Waterstof, energie voor de toekomst

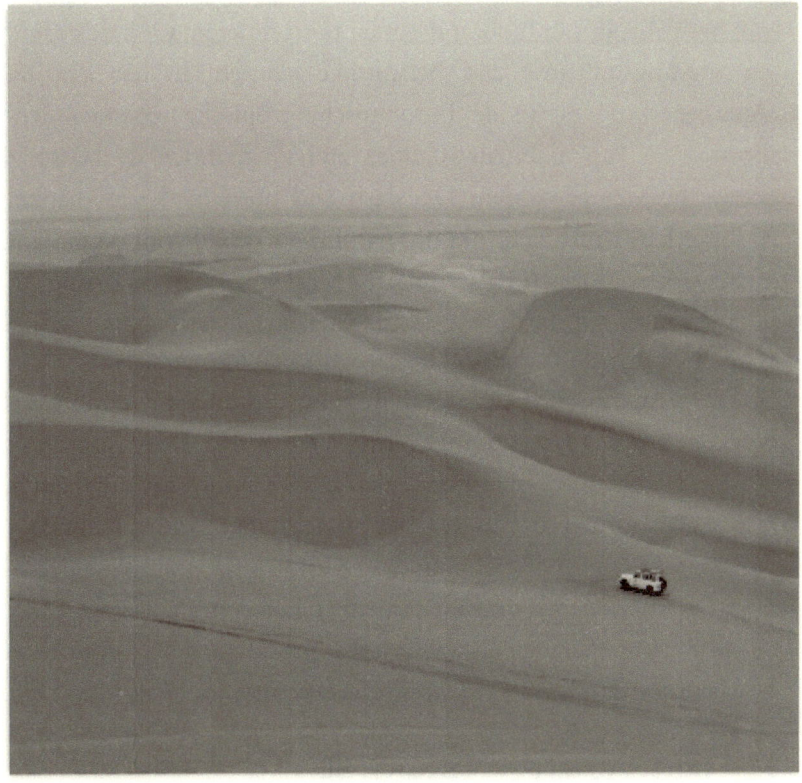

Op de aarde daalt per 54 minuten evenveel zonne-energie neer als de hele wereld in een jaar verbruikt. Allemaal gratis duurzame energie. Alleen is het op het verkeerde moment op de verkeerde plek in de verkeerde vorm. Als we van al die energie die nu dagelijks verloren gaat waterstof maken is de schaarste aan energie direct voorbij. Al die energie kunnen we opslaan in de vorm van waterstof en transporteren door het gasnetwerk en in vloeibare vorm per schip. Iedere dag dat we niets doen met de opslag van zon- en windenergie hier in Nederland en daar in de woestijn is een verloren dag. Echt ingewikkeld is het dus allemaal niet, we moeten alleen de juiste beslissingen nemen.

We zullen niet alleen afscheid moeten nemen van fossiele brandstoffen, maar ook van biobrandstoffen. De vraag naar palmolie is zeer sterk gestegen, wat grotendeels te danken is aan het westerse beleid om het gebruik van biobrandstoffen te stimuleren. Ook de cosmetica- en voedingsindustrie zijn belangrijke klanten. In het Braziliaanse Amazonewoud en in de Indonesische tropische regenwouden van Borneo en Papoea-Nieuw-Guinea zijn de branden de laatste jaren steeds heviger geworden. De 'slash and burn'-methode (kappen en verbranden) wordt gebruikt om natuurlijke grond voor palmplantages te bewerken. Waterstof als primaire energiebron is de oplossing.

- De Namib woestijn bij Lüderitz een havenplaats aan de Atlantische Oceaan aan de zuidwestkust van Namibië is een van de meest zonnige plekken ter wereld. Deze woestijn is 200 km breed en strekt zich 2000 km uit van Angola in het Noorden tot aan de Oranjerivier in het Zuiden langs de Atlantisch Oceaan. In deze 81.000 km2 is wel een terrein voor energiewinning te vinden. Een combinatie van zonnepanelen en waterstofgas productie met transport naar zee kan het arme Namibië veel economisch voordeel bieden.

  https://youtu.be/- NSXGK9FBlk

- Laat Groningen verdienen aan de transitie naar waterstofgas. Nederland heeft een uitgebreid gasnetwerk vanuit Groningen naar de rest van Nederland. Ons aardgasnetwerk kan zonder al te veel aanpassing gebruikt worden voor waterstofgas transport zodat de meeste huis- en industriële aansluitingen gebruik kunnen maken van waterstofgas voor verwarming, koken en industrieel gebruik.

- Veendam heeft de eerste grotere waterstoffabriek in Nederland die gebruik maakt van zonne-energie. Het is een belangrijke stap in de missie van Groningen om uit te groeien tot de waterstofprovincie van Nederland. Hernieuwbare energie uit het elektriciteitsnet en 5.000 zonnepanelen op het terrein leveren groene stroom aan de centrale, die één megawatt duurzame elektriciteit kan omzetten in waterstof. Een waterstofindustrie in Groningen kan de grote hoeveelheden energie leveren die bij het sluiten van het olie- en gastijdperk verloren gaan.

- Waterstof kan worden opgeslagen in lege zoutcavernes op het terrein van EnergyStock. Als alle zoutcavernes op het terrein gevuld zijn met waterstof, dan is dat voldoende om alle huizen in Nederland een aantal weken te verwarmen.

- Onderzoekers van de universiteit van Waterloo in Canada hebben een nieuwe brandstofcel ontwikkeld die minstens tien keer langer meegaat dan de huidige technologie. Deze brandstofcellen kunnen elektriciteit produceren uit de chemische reactie wanneer waterstof en zuurstof worden gecombineerd om water te maken, en zullen dus veel goedkoper zijn. Als deze brandstofcellen in massa worden geproduceerd, zullen zij waterstofgas-hybride voertuigen van stroom kunnen voorzien. http://www.uwaterloo.ca/

- Canadese ingenieurs hebben een manier gevonden om relatief gemakkelijk en goedkoop waterstof te produceren. Door zuurstof in teerzand te injecteren, stijgt de temperatuur in de bodem. Hierdoor komt waterstofgas vrij uit de olie, die door speciale membraanfilters van andere gassen kan worden gescheiden. De procedure werkt in teerzanden, maar ook in uitgeputte en afgedankte olievelden: overal waar er nog olie in de grond zit die verhit kan worden, ontstaat er hydrogene gasvorming. Zelfs bij nog in gebruik zijnde olievelden kan deze techniek worden toegepast. Een vervuilende fossiele hulpbron kan zo een nieuw leven krijgen en de energiedrager van de toekomst worden. Waterstofproductie is een kosteneffectief alternatief voor energieproductie uit olievelden en teerzanden. Door waterstoffilter membranen in de productiebronnen te plaatsen, wordt alleen waterstof onttrokken en blijven niet afbreekbare bijproducten zoals CO_2 en methaan in de bodem achter. De bestaande infrastructuur en distributiekanalen rond de olievelden zouden voldoende zijn om de productiekosten laag te houden. Op dit moment kost het ongeveer 2 dollar om een kilo H_2 te produceren, maar met de nieuwe methode zou dat slechts 10 tot 50 cent zijn. De benodigde zuurstof kan ter plaatse worden geproduceerd. Hiervoor is niet meer dan 5 procent van de geproduceerde energie nodig.

- De oliezanden in West-Canada vertegenwoordigen niet alleen een enorme opslag van koolwaterstoffen (olie) die kan worden omgezet in brandstof en petrochemische producten, maar ook een enorme waterstofopslag - een superschone waardevolle energiedrager en chemische grondstof. Reservoirs voor teerzand met een lage energie- en emissie-intensiteit, de productie van waterstof is een levensvatbaar alternatief voor de productie van energie uit reservoirs van zware olie en teerzanden door gebruik te maken van vergassingstechnologie. Door de vergassingsreacties, samen met waterstofscheidingsmembranen in de productieputten, blijven andere producten uit de reacties in het reservoir achter.

- Onderzoekers van het Lawrence Berkeley National Laboratory (LBL) in Californië hebben een nieuw type zonnecel ontwikkeld. Het is een zogenaamde hybride fotovoltaïsche cel die zowel elektriciteit als waterstof kan produceren. Deze zonnepanelen zetten elektriciteit, die er overdag niet van wordt afgenomen, om in waterstof en slaan deze op. Een brandstofcel kan immers gebruikt worden om waterstof om te zetten in elektriciteit in de uren dat er geen zonlicht is of wanneer er een zeer grote vraag is, als back-up. De HPEV-zonnepanelen (Hybrid Photo Electrochemical en Voltaic) verhogen het rendement bij de opwekking en het gebruik van groene stroom en kunnen daarmee bijdragen aan een lagere prijs voor groene energie. Dit is een van de grootste uitdagingen op dit moment, omdat de productie van waterstof uit aardgas thans nog veel goedkoper is.

Chemische bereiding waterstof uit natriumboorhydride
Natriumboorhydride (NaBH4) is een chemische verbinding waar waterstof uit gewonnen kan worden. In combinatie met brandstofcellen kan veilig en met alleen water als restproduct elektriciteit geproduceerd worden. Het materiaal is een wit poeder en een bekend ingrediënt van waspoeders. Een Nederlandse uitvinder bracht natriumboorhydride in contact met zeer zuiver water en een katalysator. Het resultaat: meer dan 95% van de theoretisch haalbare hoeveelheid waterstof wordt ook daadwerkelijk gewonnen. Een groot succes dat inmiddels gepatenteerd is en verder wordt ontwikkeld, in samenwerking met de TU Delft.

- Het H2Fuel proces, met een zeer hoog rendement, is gevalideerd door TNO (www.H2-Fuel.nl). Bij chemische bereiding kan waterstof overal ter wereld geproduceerd worden (www.h2fuel.com).
- $NaBH_4 + 2 H_2O = 4 H_2 + NaBO_2 +$ warmte. Het restproduct $NaBO_2$ kan in een nieuw chemisch proces weer omgezet worden tot $NaBH_4$. De energie die hiervoor vereist

is kan door zonne- en/of windenergie geleverd worden.

- Bij productie, opslag, vervoer en verbruik is H2Fuel geheel vrij van enige schadelijke uitstoot. De milieubelasting kan dan op termijn vervallen.
- Op zeeschepen kan door osmose het UPW volledig zuivere water uit zeewater gewonnen worden.

- Een Hyundai NEXO is uitgerust met 156 l compressietank (700 bar) met waterstof en heeft een bereik van 666 km. Het hoge gewicht (1814 kg) gaat ten koste van de acceleratie. Met 60 l H2-fuel en een normale tank kan een waterstofauto veel lichter zijn en een bereik van 700 km hebben (2,5 maal groter bij eenzelfde hoeveelheid waterstof).
- Het aandrijfsysteem van de Hyundai Nexo levert een vermogen van 135 kW (184 pk) en met een volle tank waterstof kun je ongeveer 580 kilometer afleggen. H2-fuel bij de boer innemen en de restvloeistof herwaarderen zal zomaar kunnen. Prima cijfers voor dagelijks gebruik. Het gemiddelde vermogen van een Nederlandse windmolen is ongeveer 1.000 Kwh

Verticale land- en tuinbouw

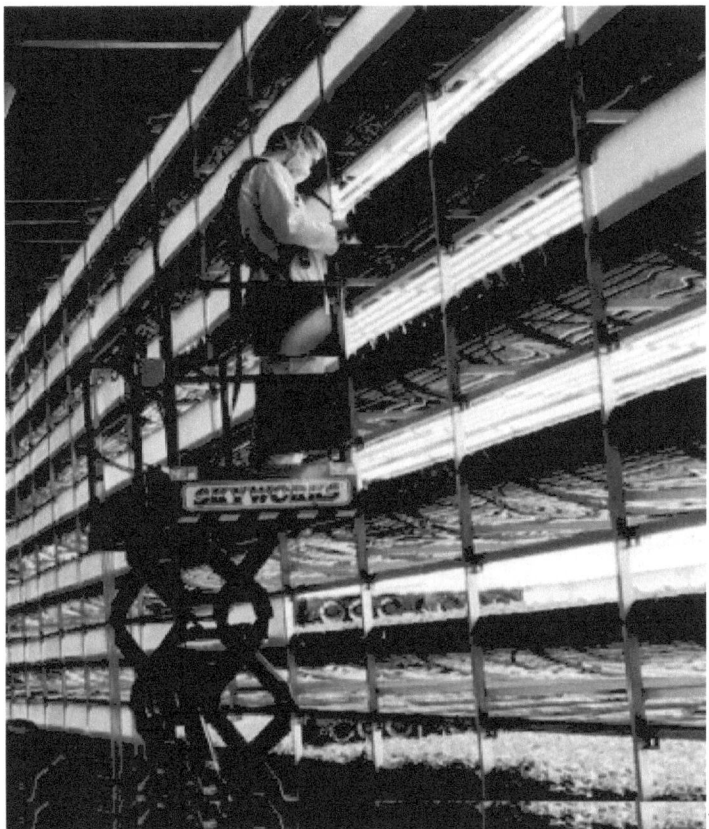

Verticale land- en tuinbouw, meerlaagse indoor teelt, ook wel city farming genoemd.

- Onbespoten groente en fruit, pesticiden zijn niet langer nodig.

- In zo'n gesloten systeem hebben plagen en ziekten geen kans.

- In twee weken tijd wordt gekweekt wat in de volle grond 30 dagen kost — met 95 procent minder waterverbruik, minder meststoffen, en zonder pesticiden, herbiciden en fungiciden.

• Technieken kunnen ook buiten Europa en de VS toegepast worden. Minder welvarende landen kunnen inkomsten verwerven door zelf hun voedsel te produceren met nieuwe teelt technieken.

Zonlicht kan niet worden gecontroleerd. En hogedruk natriumlampen waarmee Nederlandse telers extra licht geven voor hun kassen, kunnen slechts in beperkte mate worden gebruikt. Ze geven oranje/geel licht en zijn te warm om in de buurt van planten te plaatsen. Met de koelere LED-lampen, die allerlei kleuren kunnen bevatten, kunnen ingenieurs een lichtrecept ontwikkelen. Ze kunnen de juiste combinaties van golflengten en lichtintensiteiten kiezen, de LED-lampen in de buurt van de planten plaatsen en kiezen voor bredere of smallere lichtstralen. Door de kleur van de lichten te veranderen, kan de geur, smaak en zelfs het vitaminegehalte van tomaten veranderen. Voor een efficiëntere groei, schakel het rode licht in; om kortere planten met hogere niveaus van antioxidanten te ontwikkelen, gebruik meer blauw. De reden voor de hogere opbrengst, in vergelijking met kassen en buitenteelt, is dat bij LED- verlichting de hele plant, het hele jaar en lange dagen genoeg licht krijgt. In het zonlicht gaat bovendien een deel verloren omdat het ene blad te veel en het andere blad te weinig belicht wordt. Om de belichting efficiënter te maken, kunnen bedrijven lichtstralen onder bepaalde hoeken op de bladeren laten vallen. Of plaats LED-lampen tussen planten. Aardbeien zijn zoeter en lekkerder als de bladeren en het fruit extra worden verlicht.

In geklimatiseerde ruimtes groeien in vier lagen onder andere sla, aardbeien, koriander en waterkers. In een gemiddelde Nederlandse kas is de slaopbrengst 60 kilo per vierkante meter vloer per jaar. De opbrengst is 100 kilogram per vierkante meter plank bij etagebouw en het vloeroppervlak is aanzienlijk vergroot Tientallen verticale boerderijen, ook wel 'groentefabrieken' of 'indoor farms' genoemd, leveren iedere dag spinazie, paksoi, dille of kool. In Miyagi, Japan, bestelde een Japanse plantenfysioloog 17.500 LED-lampen die in een voormalige Sony-fabriek moesten worden geïnstalleerd. Deze fabriek levert onbespoten slakroppen per dag. In Singapore opende Panasonic jaarlijks een volledig geautomatiseerde binnenboerderij voor 81 ton groenten. Aero Farms in Newark, de VS, opende de grootste tot nu toe, een negen meter hoog magazijn dat 250 verschillende onbespoten groenten en kruiden zal leveren.

Kassen zijn een gebied waar machines nog steeds verrassend afwezig zijn: het plukken van gewassen zoals tomaten, paprika's en aardbeien is nog niet op grote schaal besteed aan robothanden. Het hele jaar door trekken legers van plukkers naar de kassen, die meestal relatief lage lonen en lange en zware werkdagen hebben. De plukrobot wordt al gebruikt in Japan. Bij gebrek aan goedkope arbeidskrachten zijn boeren in sommige gevallen tevreden met robots die veel minder oogsten dan menselijke plukkers. Zelfs als de robot slechts zestig of zeventig procent van alle aardbeien oogst, verdient de teler meer dan wanneer hij relatief dure plukkers inhuurt.

De zilte revolutie

- Op Texel is men geslaagd op verzilte grond aardappels en groente te verbouwen.

- Wereldwijd wordt maar liefst 1,5 miljard hectare landbouwgrond bedreigd door verzilting. In gebieden waar verzilting de grootste bedreiging vormt biedt dit een kans families zelfstandig te voeden.

- Kan de zilte aardappel mensen redden van de hongersnood? Sinds 2010 onderzoekt Zilt Proefbedrijf Texel welke gewassen groeien op zilte grond. Veel soorten doen het goed en smaken bijzonder lekker.

- Bij vergisting van zeewier komt 2/3 methaangas en 1/3 waterstofgas vrij, dat kan worden gebruikt als alternatief voor aardgas.

Seksuele vrijheid

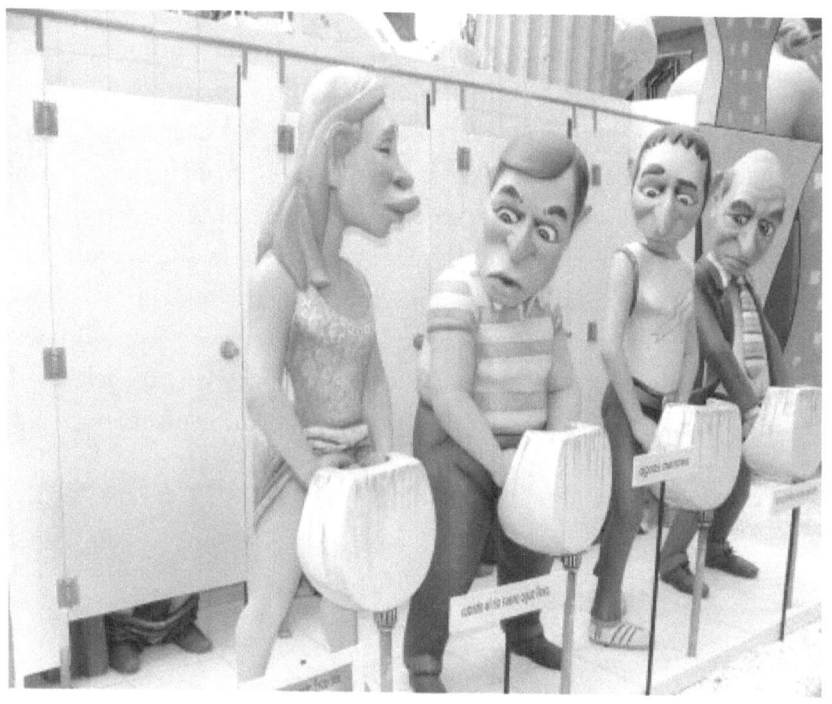

De eerste transgender werd gezien in Alicante, 2018

De ontdekking van de pil was een grote revolutie. Voor het eerst in de menselijke geschiedenis kunnen geslachtsgemeenschap en reproductie technisch en kunstmatig worden gescheiden. Het enorme commerciële succes was verblindend, zowel voor geneeskunde als voor theologie. En iedereen probeerde de ander te overtreffen door een goede rechtvaardiging voor anticonceptie te geven. Anticonceptie veroorzaakte een radicale breuk met het leven van alle vorige generaties en beschavingen. Sindsdien is legale abortus ingevoerd, het aantal echtscheidingen is spectaculair toegenomen, euthanasie

is bepleit als het leven niet langer als zinvol wordt ervaren. Het gezin als basis van kerk en samenleving is uiteengevallen in allerlei vormen van vrij samenleven. Alle vormen van seksualiteit worden vervolgens openlijk besproken. De opkomst van homo's, Me Too voor ongewenste intimiteiten, seksuele intimidatie en verkrachting, incest en pedofilie, geslachtsverandering van transgenders, genitale verminking in andere culturen. De seksuele onthouding van het celibaat had ook problemen zoals pedofilie bij priesters.

Toch is het evenwicht van plotselinge seksuele vrijheid over het algemeen positief, dankzij de toegenomen emancipatie van vrouwen en het bewustzijn van seksuele problemen en vrijheden die al jaren verborgen zijn. Er zijn steeds meer vrouwen in leidinggevende functies. Er zijn al geruime tijd koninginnen, maar nu zijn ook vrouwen ministers en president geworden. We wachten nog steeds op de eerste vrouw als paus, nu de vrouw ook tot de kerk is toegelaten. In de metropool Ghuangzhou (het voormalige kanton) wees onze gids ons op een vrouwelijke Boeddha in de grootste tempel.

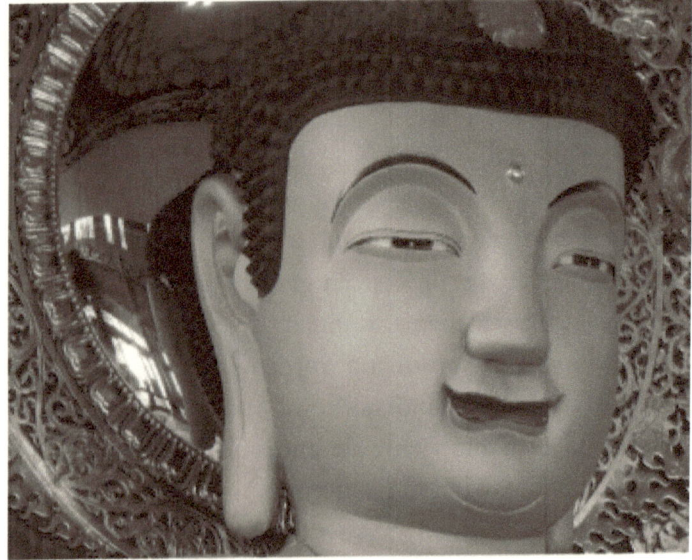

Het orgasme heeft een beschermend effect op de gezondheid

Evolutie van spontane ovulatie bij zoogdieren ging gelijk op met toenemende afstand van de clitoris tot het copulatiekanaal. Met de evolutie van spontane ovulatie werd het vrouwelijke orgasme bevrijd en heeft een nieuwe rol gekregen. Regelmatig tandenpoetsen is net zo belangrijk als een regelmatig orgasme. Dagelijks tandenpoetsen is minimaal een tot drie keer nodig. *"Blijf glimlachen tot je geen tanden meer hebt"*. Een orgasme is één tot drie keer per maand nodig om verouderingsprocessen te voorkomen en gezond te blijven. Onze beroemde en charmante Vlaamse seksuoloog Goedele Liekens heeft al aangegeven dat ze aan haar gerief komt zonder penetrerende seks en zonder vaste relatie met een man. De helft van de vrouwen boven de 80 bereikt altijd of bijna altijd de staat van seksuele bevrediging. Hoewel de frequentie van opwinding, vochtigheid en orgasme afnam met de leeftijd, rapporteerden de jongste (<55 jaar) en oudste (> 80 jaar) vrouwen een hogere frequentie en plezier met het orgasme. Dit blijkt uit een onderzoek onder 806 vrouwen in en rond San Diego in de VS, gepubliceerd in het American Journal of Medicine.

Trompeter SE, Bettencourt R, Barrett-Connor E Seksuele activiteit en tevredenheid bij oudere, gezonde thuiswonende vrouwen. Am J Med. 2012 jan; 125 (1): 37-43 https://www.ncbi.nlm.nih.gov/pubmed/22195529[1]

Er zijn aanwijzingen dat de frequentie van een orgasme omgekeerd evenredig is met het risico op prostaatkanker (PCa), een ziekte waarvoor weinig risicofactoren zijn onderzocht.

Rider JR, Wilson KM, Sinnott JA et al. Ejaculatiefrequentie en risico van prostaatkanker: bijgewerkte resultaten met een extra decennium van follow-up.

Euro Urol. 2016 dec; 70 (6): 947-982

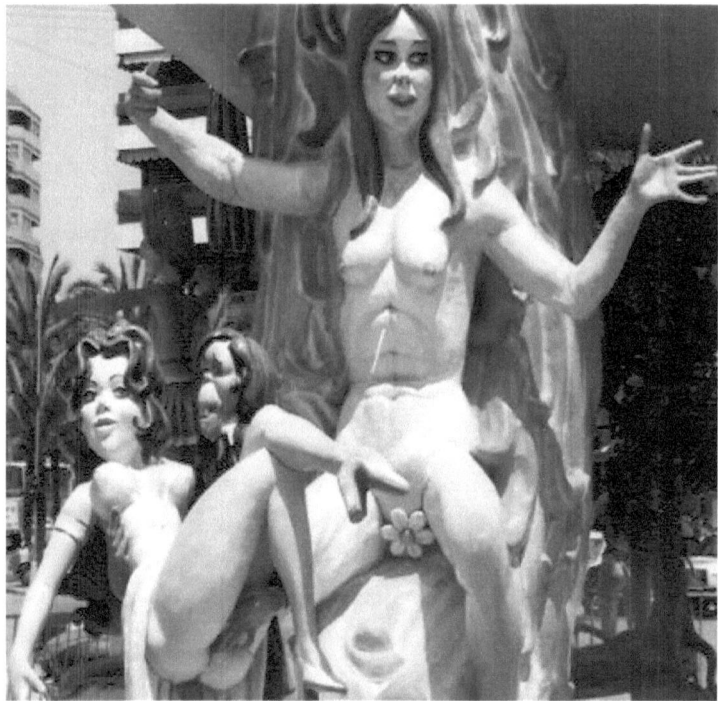

Gelukkig gezelschap, wrijven jeukt en jeuk doet wrijven

Mannen die twee of meer orgasmen per week hebben, lopen de helft minder kans om te overlijden dan andere mannen.

Davey Smith G1, Frankel S, Yarnell J. Sex and death: are they related? Findings from the Caerphilly Cohort Study. BMJ. 1997 Dec 20-27;315(7123):1641-4.

Het sterfterisico was 50% lager in de groep met een hoge orgasme frequentie dan in de groep met een lage orgasme frequentie. Dood door hart- en vaatziekten en door andere oorzaken vertoonden vergelijkbare associaties met de frequentie van orgasme, hoewel de gradiënt het meest opviel voor sterfgevallen door hart- en vaatziekten.

Wat is de functie van een orgasme?

Bij de vroegste diersoorten veroorzaakten de hormonen die vrijkwamen tijdens het orgasme de ovulatie. Bij deze allereerste zoogdieren wordt ovulatie veroorzaakt door seksuele penetratie. In 2016 analyseerde het Pavlicev-team 41 soorten zoogdieren. Reflex ovulatie komt voor bij 15 van deze soorten, waaronder katten, koala's, konijnen en kamelen. Zoogdieren lijken de eerste te zijn waarin de generatie van ovulatie is geëvolueerd. Met 75 miljoen jaar is spontane ovulatie (en dus de menstruatiecyclus) een recente ontwikkeling in de evolutie van het leven op aarde.

Het vrouwelijk orgasme gaat gelijk op met een hormoonpiek, vergelijkbaar met de copulatoire pieken in soorten met geïnduceerde ovulatie. Evolutie van spontane ovulatie bij zoogdieren is gecorreleerd met toenemende afstand van de clitoris tot het copulatiekanaal. Met de evolutie van spontane ovulatie kreeg het orgasme een nieuwe rol.

Bij een orgasme geven de hersenen verschillende hormonen of signaalstoffen af

Dopamine. Laat bij een orgasme hersencellen los van de substantia negra dopamine. De substantia nigra, of zwarte kern, is een pigmenthoudende kern in het mesencephalon, of het middelste deel van de hersenen. De basale kernen en de zwarte kernen (substantia nigra) in de hersenen spelen een zeer belangrijke rol om bewegingen soepel te laten verlopen.

Bij de ziekte van Parkinson treedt een tekort aan de neurotransmitter dopamine op in de hersenen. Cellen die dopamine produceren, sterven langzaam af. Deze cellen bevinden zich voornamelijk in de substantia nigra. Bij de ziekte van Parkinson ontvangen de basale ganglia niet langer dopamine van de substantia nigra, wat betekent dat de patiënt steeds minder goed kan bewegen.

Oxytocine. Via het orgasme injecteren de hersenen ook het hormoon oxytocine in het lichaam - een hormoon dat spiercontracties rond de geslachtsorganen en ejaculatie bevordert.

Vasopressine. Hersenscans tonen aan dat de linker orbito-frontale kwab minder bloedcirculatie heeft tijdens een orgasme dan tijdens een toestand van hoge seksuele opwinding zonder orgasme. "We weten dat dit gebied betrokken is bij het besturen van alle soorten schijven", zegt neuroanatoma Janniko Georgiadis. "Dit is ook bekend uit de psychopathologie. Een voorbeeld is dat van Phineas Gage, een Amerikaanse spoorwegarbeider uit de 19e eeuw die op deze locatie een ijzeren staaf door zijn schedel kreeg. Hij overleefde het ongeval, maar was daarna enorm seksueel ongeremd." gebieden van de hersenen zijn extra actief. Dit geldt bijvoorbeeld voor de kleine hersenen. Deze zijn waarschijnlijk betrokken bij spiercontracties die typisch zijn voor orgasme. De onderzoeker vond ook een verband tussen de mate van seksuele opwinding en de bloedcirculatie in de middenhersenen. Er zijn dopamine producerende cellen. Dit kan betekenen dat dopamine een rol speelt in seksuele opwinding tijdens een orgasme.

Endorphin. Endorfine, ook wel het gelukhormoon genoemd, is een neurotransmitter. Neurotransmitters zijn boodschappers van je hersenen en geven stimuli van de ene zenuwcel naar de andere. Endorfinen maken je minder gevoelig voor pijn. Naast het onderdrukken van pijn, verhoogt het ook de weerstand, geeft het een gevoel van geluk en vermindert het angstgevoelens. Het lijkt sterk op morfine.

Referenties

Het National Center for Biotechnology Information (NCBI) is in 1988 opgericht als een afdeling van de National Institutes of Health. NIH werd uitgekozen voor hun ervaring in het creëren en onderhouden van biomedische databases. Onderzoeksverslagen van het NIH vertegenwoordigen de grootste biomedische onderzoeksfaciliteit ter wereld.

Alle in dit boek vermelde onderzoeken zijn te raadplegen op de internetpagina van het NCBI door het bijpassende database nummer in te voeren.

Als bijvoorbeeld: Is borstkanker een zoönose?

Szabo S, Haislip AM, Garry RF (2005) Of mice, cats, and men: is human breast cancer a zoonosis? Microsc Res Tech. 68(3-4):197-208. Review https://www.ncbi.nlm.nih.gov/pubmed/16276516[1]

Kwaadaardige lymphomen en Chlamydia pneumoniae infecties

Ferreri AJ, Dolcetti R, Magnino S ey al. (2007) A woman and her canary: a tale of chlamydiae and lymphomas. J Natl Cancer Inst. 2007 Sep 19;99(18):1418-9 https://www.ncbi.nlm.nih.gov/pubmed/17848672[2]

Anttila TI, Lehtinen T, Leinonen M, Bloigu A, Koskela P, Lehtinen M, Saikku P (1998) Serological evidence of an association between chlamydial infections and malignant lymphomas. Br J Haematol. Oct;103(1):150-6. https://www.ncbi.nlm.nih.gov/pubmed/9792302[3]

Ferreri AJ 2005, Ponzoni M, Guidoboni M et al. Regression of ocular adnexal lymphoma after Chlamydia psittaci-eradicating antibiotic therapy. J Clin Oncol 2005, 23:5067–5073.

Ferreri AJ, Ponzoni M, Guidoboni M et al. (2006) Bacteria-eradicating therapy with doxycycline in ocular adnexal MALT lymphoma: a multicenter prospective trial. J Natl Cancer Inst 98:1375– 1382. https://www.ncbi.nlm.nih.gov/pubmed/15968003[4]

---

1. http://www.ncbi.nlm.nih.gov/pubmed/16276516

2. http://www.ncbi.nlm.nih.gov/pubmed/17848672

3. http://www.ncbi.nlm.nih.gov/pubmed/9792302

4. http://www.ncbi.nlm.nih.gov/pubmed/15968003

Ferreri AJ, Govi S, Pasini E et al. (2012) Chlamydophila Psittaci Eradication with Doxycycline as first-line targeted therapy for Ocular Adnexae Lymphoma: Final Results of International Phase II Trial. J Clin Oncol 3 https://www.ncbi.nlm.nih.gov/pubmed/22802315[5]

---

5.   http://www.ncbi.nlm.nih.gov/pubmed/22802315

Meer boeken van de auteur

Auteur: Peter Holst

Pet birds and hazards to health, 1987 Eburon ISBN 90-70879-76-X Delft
Birdkeeping as a Source of Lung Cancer and Other Human Diseases. A Need
for Higher Hygienic Standards, 1991
Springer-Verlag ISBN 3-540- 53555-1, Berlin/Heidelberg Springer-Verlag ISBN
3-387-53555-1, New York
Tropische vogels, 2013 Paperback 120 bladzijden. Brave New Books. ISBN
9789402102796
**The Last Chimpanzee, somewhere in the 21st century, the last chimpanzee
will die,** 2014 E-book APPLE
Paperback ISBN 978-94-02124-8-4
Plant-Based food is your Best Medicine, 2015
E-book APPLE 106 pages ISBN 9789082210569
Vegetarian Food everyday keeps your doctor away, 2016
E-book APPLE 144 pages
Common Cancers are Zoonoses, 2016
E-book APPLE 197 pages ISBN 978-90-824963-3-8
Increase in Cancer is a Recent Event, 2016
E-book Apple ISBN 978-90-824963-0-7
PREVENTION IS BETTER THAN CURE, 2016
E-book 978-90-824963-2-1
Stop the Meatballs, 2019
Paperback 131 pages ISBN 978-1797658926
Our Inheritance from the Great Apes, 2019
Paperback. 146 pages ISBN 978-1081342159 Peter A.J. Holst MD PhD (2019)
Canimalism, 2019 E-book Kindle 119 pages
Paperback 120 pages Amazon.com ISBN 978-1694357762
Hardcover 120 pages Bravenewbooks.nl ISBN 978-9402198577

Autobiografie

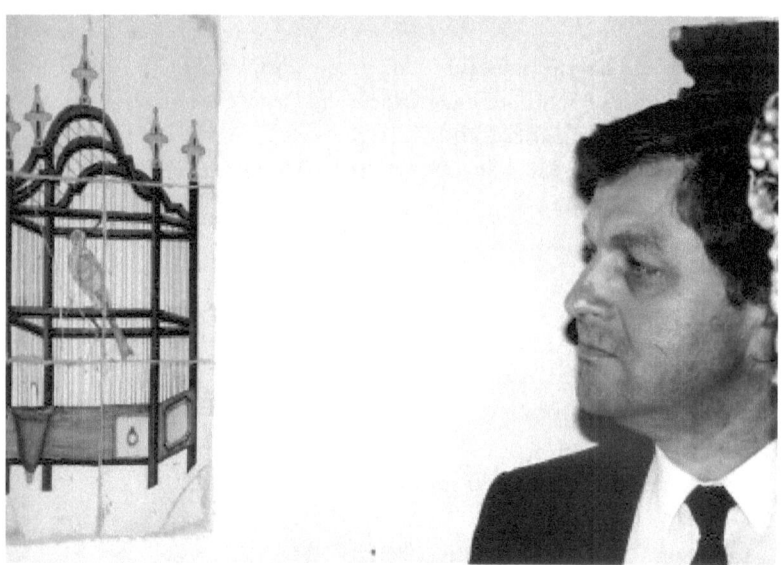

Peter Holst is geboren op zondag 10 oktober 1943 tijdens de kerkdienst in Sint Philipsland op het eiland Tholen in Zeeland. Zijn vader Pelgrim Holst was predikant en stond op dat moment op de preekstoel. De koster die normaal een glas water naar de preekstoel bracht, kwam nu met het bericht "de bevalling is goed verlopen en het is een jongen". Zijn vader was predikant bij de Nederlands Hervormde kerk en de kerkdienst die minstens een uur duurde, werd normaal beëindigd. Donminee Pelgrim Holst heeft ongeveer 1.000 huwelijken ingewijd met de gelofte van eeuwige trouw. Hij was een zeer succesvolle dominee.

Peter Holst ging gezondheidszorg studeren aan de Universiteit van Utrecht. Aan deze universiteit werden lezingen en praktijk gecombineerd op de faculteiten geneeskunde, diergeneeskunde en tandheelkunde tot het kandidaat- examen. Voor het kandidaatsexamen deed hij zijn pathologie-examen bij professor A. de Minjer. Zijn scriptie over kleincellige longkanker werd besproken en de Minjer nam hem mee naar het pottenmuseum waar ze enige tijd stopten voor een preparaat met longcarcinoom van een roker. De Minjer wees hem erop dat longkanker en borstkanker de komende jaren de grootste uitdagingen van de geneeskunde zouden zijn. Meer dan vijftig jaar later is dat nog steeds het geval.

Na assistentschappen in Rotterdam en Leiden studeerde hij in 1969 af aan de Universiteit van Leiden. Tijdens de verloskundige stage in Leiden vroeg professor A. Sikkel hem om te assisteren bij de praktijk van Dr. P.J. Meijst in Hazerswoude. Bij een aanrijding op de provinciale weg had deze huisarts zijn schouder gebroken en moest hij gedurende enkele maanden worden bijgestaan in de praktijk. Een bijkomend voordeel was dat er in deze periode zeker enkele bevallingen zouden zijn waar ik kon assisteren. Dat kwam uit omdat ik tijdens mijn assistentschap meer thuisbevallingen kon leiden dan ik in de verloskundige kliniek in Leiden had kunnen doen. Professor Sikkel heeft anticonceptie tot een onmisbaar onderdeel van het beroep gemaakt en heeft de oprichting van een afzonderlijke polikliniek voor anticonceptie geïnstitutionaliseerd. Professor Sikkel was een zeer inspirerende arts.

Holst werkte van 1970 tot 1984 als huisarts in Rijswijk-Den Haag. In zijn vroege jaren als huisarts was Holst ook enkele jaren supervisor van een kliniek voor anticonceptie in Delft (Dr. Rutgers Stichting). De Rutgers Stichting was succesvol in de jaren zeventig van de twintigste eeuw met haar adviesbureaus voor anticonceptie, de Rutgershuizen. In 1969 en 1970 hield hij avondspreekuren in het Rutgershuis in Delft. Dr. J. Karbaat, toenmalig directeur van het Zuiderziekenhuis in Rotterdam, hield ook spreekuur op dit adres en leerde hem spiraaltjes te plaatsen. Toen het St Hippolytus-ziekenhuis aan de Phoenixstraat in Delft naar een nieuwe locatie verhuisde, werd het voormalige ziekenhuis omgetoverd tot een bedrijfsverzamelgebouw. Onder leiding van Holst werd de kraamafdeling op de bovenste verdieping van dit gebouw omgebouwd tot een aantal consultatie- en onderzoeksruimtes van het nieuwe Rutgershuis in Delft. Hij heeft ongeveer 250 spiraaltjes geplaatst in alle volgende praktijkjaren, inclusief in zijn eigen algemene praktijk tijdens avondconsulturen voor anticonceptie en baarmoeder uitstrijkjes. Hij hield spreekuur als achterwacht voor de morning-afterpil. Echte 'Hagenesen' vroegen hem dan om de 'morning after save pil'.

Onder invloed van het Nederlands Huisartsen Instituut werd zijn praktijk vanaf het begin opgezet met een surveillanceschema. Dit betekent dat leeftijdsgroepen altijd worden getest op de risico's die zich voordoen in de leeftijdsgroep. Als aanvullende handelingen tijdens consulten werd minimaal eenmaal de bloeddruk gemeten, bijvoorbeeld ook vanaf 50 jaar de oogboldruk gemeten en genoteerd, werd de ontlasting onderzocht op occult bloedverlies vanaf 50 jaar, in risicogroepen werd ook een elektrocardiogram gemaakt, enz Aan het begin van mijn algemene praktijk vond ik een ernstige longontsteking bij een jonge vrouw van 20 jaar oud. Na behandeling met een antibioticum herstelde ze. Omdat ze een kooi met een parkiet in haar slaapkamer had, vroeg ik mij af of de aanwezigheid van een kooivogel in het huis mogelijk meer ernstige ziekte kon veroorzaken. Een 17-jarige jongen stierf tijdens de eerste jaren van mijn praktijk aan botkanker in zijn been. Deze jonge man had constant minstens 100 tropische zangvogels in een kelder gehouden en gefokt. Men kan zich het risico voorstellen van herhaalde vogelgriepjes en het optreden van bloed- en beenmergsepsis met langzaam optredende kankerverwekkende botinfectie bij zulk intensief contact. Vanwege de vele spreekuren en huisbezoeken kwamen tien longkankerpatiënten binnen een jaar onder mijn aandacht. Hiervan waren er zes vogelliefhebbers in de jaren vóór de diagnose. Na overleg met professor F. de Waard van het RIVM, afdeling epidemiologie, heb ik een tienjarig praktijkonderzoek en vervolgonderzoek opgezet. De statistische link werd aangetoond, later bevestigd in studies in Berlijn en Glasgow. Veel later, in 2012, bleek uit een laboratoriumexperiment het verband tussen longkanker en Chlamydia-pneumonie.

In 1987 leidde zijn onderzoeken in Den Haag tot zijn promotie aan de Universiteit van Utrecht op de relatie die hij aantoonde tussen het fokken en het in kooien houden van vogels met longkanker. Hij verdedigde de hypothese dat longkanker bij vogelhouders en vogelkwekers het resultaat is van een aanhoudende infectie van de diepere basale cellen in de luchtwegen. Deze basale cellen zijn nog steeds multipotent en sterven niet als de cel is geïnfecteerd met een bacterie zoals de Chlamydia die zich alleen in een levende gastheercel kan voortplanten. Zijn promotors waren prof. F. de Waard, epidemioloog van het RIVM, professor P. Zwart, speciale veterinaire faculteit en D. Kromhout, voedings epidemioloog.

De praktische studies en de stofmetingen in vogelhoudende huishoudens door TNO werden ondersteund door het Nederlands Preventiefonds. Hierna begon hij te werken als directeur van Arbodiensten Gezondheid, Veiligheid en Milieu.

Na zijn pensionering in 2005 begon hij veel te reizen. Geboren in Zeeland (1943), op land in de zee, bleven de zeegat en de wijde wereld hem aantrekken. Hij heeft de oceanen meerdere keren doorkruist na meer dan 20 cruises. De vulkanische eilanden in de Stille Oceaan zijn erg indrukwekkend. Alle eerste levensvormen zijn hier ontstaan en hebben zich verspreid van hieruit naar Zuid-Amerika, naar Afrika, Europa, Azië en Australië. Uit de oersoep van de Stille Oceaan kwamen de vissen, amfibieën, vogels, dinosaurussen en zoogdieren voort. Vanaf ongeveer 4.000 jaar geleden werden

de 10.000 Polynesische eilanden in de Stille Oceaan bevolkt door de Chinezen uit Taiwan en Zuidoost-China. De oudste culturen zijn te vinden in het Verre Oosten.

Heel bijzonder, in Noord- en Zuid-Amerika waren er geen mensapen, alleen brulapen en kapucijnapen. De mensapen en homo sapiens zijn ontstaan in centraal Afrika en hebben zich van daaruit verspreid naar Europa en Azie. Holst had 14 jaar zijn eigen praktijk en werkte vervolgens 20 jaar als specialist in arbeidsomstandigheden, levensstijl, binnenlucht en omgevingsfactoren. Zijn interesse in het verband tussen het fokken van tropische vogels en kanker is uitgebreid naar de gezondheidsrisico's van het intensief fokken van pluimvee, varkens en runderen voor consumptie. Sinds de jaren vijftig van de 20e eeuw is de intensieve veehouderij sterk toegenomen. Een toename die gelijke tred houdt met de recente toename van kankersterfte.

Specificatie van tekst en foto's

Vóór de uitvinding van de boekdrukkunst werden teksten vermenigvuldigd door ze over te schrijven. In de middeleeuwen hielden monniken zich maandenlang bezig met het handmatig "kopiëren" van boeken. De uitvinding van de boekdrukkunst in de 15e eeuw ontketende een revolutie in de verspreiding van kennis en ideeën. Zelfpublicatie is mogelijk sinds het begin van de 21ste eeuw. U kunt een manuscript in een Word-document publiceren als een e-boek via draft2digital.com. Het ebook is ook beschikbaar op Kobo en Bol.com. De paperback kan via Kindle Direct Publishing worden gemaakt op basis van een pdf-document en is beschikbaar op Amazon.com.

Foto's